Hautkrankheiten und Körperdysmorphe Störung

Fortschritte der Psychotherapie
Manuale für die Praxis
herausgegeben von
Prof. Dr. Dietmar Schulte, Prof. Dr. Klaus Grawe
Prof. Dr. Kurt Hahlweg, Prof. Dr. Dieter Vaitl

Band 15

Hautkrankheiten und Körperdysmorphe Störung

von
Ulrich Stangier

Hogrefe · Verlag für Psychologie
Göttingen · Bern · Toronto · Seattle

Hautkrankheiten und Körperdysmorphe Störung

von

Ulrich Stangier

Hogrefe · Verlag für Psychologie
Göttingen · Bern · Toronto · Seattle

PD Dr. Ulrich Stangier, geb. 1958. 1978-1984 Studium der Psychologie in Marburg. 1984-1993 Forschung und klinische Tätigkeit am Zentrum für Hautkrankheiten der Universität Marburg. 1987 Promotion. 1993-1999 Hochschulassistent am Fachbereich Psychologie der Universität Frankfurt. 1999 Habilitation. Seit 1999 Vertretung der Hochschuldozentur für Klinische Psychologie und Psychotherapie an der J.W. Goethe-Universität Frankfurt und Leiter der Poliklinischen Institutsambulanz. 2001 Berufung zum Hochschuldozenten.

Wichtiger Hinweis: Der Verlag hat für die Wiedergabe aller in diesem Buch enthaltenen Informationen (Programme, Verfahren, Mengen, Dosierungen, Applikationen etc.) mit Autoren bzw. Herausgebern große Mühe darauf verwandt, diese Angaben genau entsprechend dem Wissensstand bei Fertigstellung des Werkes abzudrucken. Trotz sorgfältiger Manuskriptherstellung und Korrektur des Satzes können Fehler nicht ganz ausgeschlossen werden. Autoren bzw. Herausgeber und Verlag übernehmen infolgedessen keine Verantwortung und keine daraus folgende oder sonstige Haftung, die auf irgendeine Art aus der Benutzung der in dem Werk enthaltenen Informationen oder Teilen davon entsteht. Geschützte Warennamen (Warenzeichen) werden nicht besonders kenntlich gemacht. Aus dem Fehlen eines solchen Hinweises kann also nicht geschlossen werden, daß es sich um einen freien Warennamen handele.

Die Deutsche Bibliothek - CIP-Einheitsaufnahme

Ein Titeldatensatz für diese Publikation ist bei Der Deutschen Bibliothek erhältlich

© Hogrefe-Verlag GmbH & Co. KG, Göttingen · Bern · Toronto · Seattle 2002
Rohnsweg 25, D-37085 Göttingen

http://www.hogrefe.de
Aktuelle Informationen • Weitere Titel zum Thema • Ergänzende Materialien

Satz: Beate Hautsch, Göttingen
Druck: Schlütersche GmbH & Co. KG, Verlag und Druckerei
Printed in Germany
Auf säurefreiem Papier gedruckt

ISBN 3-8017-1343-1

Inhaltsverzeichnis

Danksagungen

In dieses Buch fließen die Anregungen aus meiner Tätigkeit in der Universitäts-Hautklinik der Phillips-Universität Marburg von 1984 bis 1993 ein. Die Entwicklung der Konzepte und praktischen Erfahrungen in der Umsetzung wären ohne den Einfluß von Anke Ehlers „psychologischerseits" und Uwe Gieler „psychosomatischerseits" nicht möglich gewesen. Beiden gilt mein herzlicher Dank für ihre Anregungen und Unterstützung in jeglicher Beziehung.

Mein Dank gilt auch den Leitern der Hautklinik in Marburg, den Assistenz- und Oberärzten sowie dem Pflegepersonal der Klinik gilt mein Dank für ihre Offenheit und Bereitschaft, die Entwicklung von psychologischen Konzepten zu unterstützen und mitzuhelfen, diese umzusetzen. Ebenfalls danken möchte ich dem Direktor, den Oberärzten, Assistenzärzten und Pflegepersonal des Zentrums für Dermatologie der J.W. Goethe-Universität Frankfurt, die seit 1993 mit ihrem Interesse und tatkräftiger Unterstützung eine Weiterentwicklung der Konzepte ermöglichten.

Frankfurt a.M., im November 2001   Ulrich Stangier

1 Beschreibung der Störungen

Klinische Beobachtungen weisen darauf hin, daß psychologische Faktoren eine wichtige Rolle in der Auslösung, Verschlimmerung oder Aufrechterhaltung von Hautkrankheiten einnehmen. Unmittelbar einsichtig ist auch, daß die durch Hautkrankheiten verursachten Veränderungen im Aussehen und die Beeinträchtigung des Wohlbefindens zu erheblichen psychischen und sozialen Problemen führen können. Darüber hinaus gibt es Symptome und Beschwerden, die vordergründig die Haut betreffen, deren wesentliche Ursachen jedoch auf eine psychische Störung zurückgeführt werden können. Hierunter fällt auch die unangemessene Beschäftigung mit einem eingebildeten Mangel oder Defekt im Aussehen, die als Körperdysmorphe Störung bezeichnet wird. Somit gibt es eine große Bandbreite an psychischen Problemen, die mit dermatologischen Störungen in Verbindung stehen können. Eine wirksame Behandlung der psychologischen Faktoren setzt voraus, daß diese vielfältigen Wechselbeziehungen zwischen psychischen Problemen und Hautsymptomen voneinander abgegrenzt und diagnostisch eingeordnet werden können. Zu diesem Zweck werden zunächst einige relevante dermatologische Störungen vorgestellt, bevor psychische Störungen näher definiert werden, die sich auf Hautkrankheiten beziehen.

Wirksame Behandlung setzt Diagnostik voraus

1.1 Bezeichnungen

Die Auffassung, daß psychische Einflußfaktoren bei Hautkrankheiten eine wichtige Rolle spielen, wurde bereits im 19. Jahrhundert von Medizinern vertreten. Die Spezifitätstheorie von Alexander (1950) stellte lange Zeit die einflußreichste Theorie zur Entstehung sog. „psychosomatischer Krankheiten" dar. Alexander ging davon aus, daß bestimmten Krankheiten krankheitsspezifische Konflikte zugeordnet werden können. Neurodermitis ginge z. B. auf einen Konflikt zurück, der durch „eine komplexe Zusammenstellung von Exhibitionismus, Schuld, Masochismus, kombiniert mit einem tiefsitzenden Wunsch, sich den physischen Ausdruck der Liebe anderer zu sichern" gekennzeichnet ist. Diese These wurde aufgrund mangelnder wissenschaftlicher Belege wieder verlassen. Aufbauend auf den Ergebnissen der psychoimmunologischen Forschung, geht die moderne Sichtweise davon aus, daß die Möglichkeit einer Beeinflussung von körperlichen Krankheiten durch unterschiedliche psychologische Faktoren prinzipiell jede körperliche Krankheit betreffen kann. In diesem Buch wird daher anstatt des Begriffs „psychosomatische Krankheiten" die aus dem

Theorie der krankheitsspezifischen Konflikte nicht bestätigt

ICD-10 abgeleitete Bezeichnung „Psychologische Faktoren oder Verhaltenseinflüsse bei Hauterkrankungen" verwendet.

Psychische Belastungen können nicht nur die „Ursache" von Hautkrankheiten, sondern auch deren Folge darstellen. Hautkrankheiten sind mit einer Vielzahl von Belastungen verbunden, z. B. die Beeinträchtigung des körperlichen Wohlbefindens aufgrund von Juckreiz oder die soziale Stigmatisierung aufgrund der sichtbaren Hauterscheinungen (Stangier & Ehlers, 2000). Sind die Belastungen zu intensiv oder stehen keine ausreichenden Möglichkeiten zur Verfügung, diese zu bewältigen, so können Anpassungsstörungen entstehen. Hierunter werden im folgenden Symptome von Angst, Depression oder sozialem Rückzug verstanden, die in Reaktion auf die krankheitsbedingten Belastungen entstehen.

Belastungen durch Krankheitsfolgen verursachen Anpassungsstörungen

Bei Personen, die sich durch einen äußerlichen Makel entstellt fühlen, der jedoch nicht objektivierbar ist, spricht man von einer „Körperdysmorphen Störung" (griechisch: *dysmorphía* = die Häßlichkeit insbesondere des Gesichts; in einem griechischen Mythos bezeichnet Dysmorphía das häßlichste Mädchen von Sparta). Diese Bezeichnung, die erst 1987 mit dem Erscheinen des DSM-III-R eingeführt wurde, ist dem älteren Begriff „Dysmorphophobie" vorzuziehen, da Angstsymptome und phobisches Vermeidungsverhalten nicht im Vordergrund des Störungsbildes stehen. Das Störungsbild wurde erstmalig 1886 von dem italienischen Arzt Morselli beschrieben[1]. Obwohl häufig in der psychiatrischen Literatur erwähnt, hat die „Dysmorphophobie" erst sehr spät Eingang in die diagnostischen Klassifikationssysteme gefunden, da die diagnostische Einordnung als eigenständige Störung einerseits oder als Wahnhafte Störung, Angststörung oder Symptom einer Depression andererseits lange Zeit umstritten blieb. Erstmalig findet sie 1980 als Atypische somatoforme Störung (DSM-III) Erwähnung. Im ICD wird die Störung mit der 10. Revision erst 1991 als Variante der Hypochondrischen Störung aufgeführt.

Körperdysmorphe Störung statt Dysmorphophobie

---

[1] In seinem Artikel „Sulla dismorfofobia e sulla tafefobia" beschrieb er die Symptomatik eines Patienten, der in einer Narbe einer sonst wohlgestalteten Nase Parästhesien empfand; diese erzeugten in ihm die Zwangsvorstellung, daß seine Nase eine Kugelform habe, und er scheute sich deswegen auszugehen. Hieraus entwickelte sich die Vermutung, daß alle Leute ihn anschauen und den Defekt als häßlich wahrnähmen. Auch Freud beschrieb bereits 1918 in seinem berühmten Fallbericht „Der Wolfsmann" die Symptomatik einer Körperdysmorphen Störung, ohne jedoch explizit die Diagnose zu benutzen. In dieser Fallstudie wird von einem Mann berichtet, der sich durch seine Nase verstümmelt fühlte. Die Beschwerden beeinträchtigten ihn so stark, daß er „seine täglichen Beschäftigungen und seine Arbeit [vernachlässigte], weil ihn ausschließlich der Zustand seiner Nase in Anspruch nahm. Auf der Straße beschaute er sich in jeder Auslage; er trug einen Taschenspiegel bei sich, den er alle paar Minuten hervorzog, um sich darin zu betrachten. ... Der kleine Spiegel in seiner Tasche bildete den Mittelpunkt seines Lebensinhaltes, und sein Schicksal hing davon ab, was er ihm zeigen werde".

1.2 Definitionen

1.2.1 Dermatologische Störungen

Dermatologische Störungen umfassen im wesentlichen Hautkrankheiten, zur Dermatologie werden aber traditionell auch Erkrankungen der Hautanhangsorgane (Haare, Nägel, Schweiß- und Talgdrüsen) sowie auch die Venerologie (Geschlechtskrankheiten) gezählt. Einige wichtige Störungsbilder der Dermatologie sind in Tabelle 1 dargestellt. Die Auswahl soll nicht den Eindruck entstehen lassen, erschöpfend zu sein; die morphologische Vielfalt der Störungsbilder ist in der Dermatologie besonders groß (ausführliche Darstellungen s. Lehrbücher von Fritsch, 1998; Braun-Falco et al., 1996).

1.2.2 Psychische Störungen in der Dermatologie: ein Überblick

Die Beziehungen zwischen Hautkrankheiten und psychischen Problemen sind vielfältig und gelegentlich auch für den klinisch erfahrenen Psychotherapeuten verwirrend. Um psychologische Behandlungsmaßnahmen differenziert einsetzen zu können, ist eine Diagnosestellung nach psychiatrischen Gesichtspunkten und eine hierauf aufbauende psychologische Problemanalyse unbedingt notwendig. Pauschal von einer dermatologischen Diagnose, z.B. Neurodermitis, auf die Notwendigkeit und Ansatzpunkte für eine psychologische Behandlung zu schlußfolgern, ist keinesfalls angemessen. Tabelle 2 (s. Seite 8) stellt ein Klassifikationssystem psychologischer Störungsbilder vor, das eine Übersicht über das Spektrum der Störungen und zugeordneten Diagnosen bietet, die im Bereich der Dermatologie anzutreffen sind.

Die psychologische Behandlung orientiert sich nicht an dermatologischer Diagnose

1.2.2.1 Psychologische Faktoren oder Verhaltenseinflüsse bei Hauterkrankungen

Im ICD-10 werden psychische Einflüsse unter der Kategorie „Psychologische Faktoren oder Verhaltensfaktoren bei andernorts klassifizierten Erkrankungen" (F54) zusammengefaßt. Bezüglich der infragekommenden psychologischen Faktoren wird davon ausgegangen, daß es sich zumeist um „unspezifische und langanhaltende" Störungen wie „Sorgen, emotionale Konflikte, ängstliche Erwartung" handelt und seltener um psychiatrische Störungen im Sinne des Kapitels V. Zusätzlich wird die körperliche Störung kodiert (s. Beschreibung der Störungsbilder). Als Beispiele werden

Psychologische Faktoren sind seltener psychische Störungen

4

Tabelle 1:

Häufige, chronisch verlaufende dermatologische Erkrankungen (Angaben nach Braun-Falco, Plewig & Wolff, 1996; Fritsch, 1998)

Krankheit	ICD-10	Vorkommen	Symptome	Ursachen	Verlauf	Behandlung
Neurodermitis (,,**Endogenes** Ekzem")	L20.8	ca. 5-10%, (Schulkinder ca. 15%)	Entzündung mit intensivem Juckreiz an Beugeseiten von Armen, Beinen, Hals, Hände; Verdickung der Haut (Lichenifizierung) durch chronische Entzündung und starkes Kratzen	multifaktoriell bedingte immunvegetative Regulationsstörung	chronisch-rezidivieren- de Krankheitsschübe; Beginn: im ersten Lebensjahr;	akut: Cortison, Teer; Dauerbehandlung: rückfettende Basis- creme, Phototherapie; Allergenkarenz, Ernährungsumstellung
Psoriasis vulgaris (,,**Schuppen- flechte**")	L40.0	ca. 1-3 %.	Scharf konturierte Ent- zündungsherde, bedeckt von silbrig-weißen Schuppen an Streck- seiten von Armen und Beinen, Rumpf, Kopf	multifaktoriell bedingte Überproduktion von Hornzellen	chronisch-rezidivieren- de Krankheitsschübe; Beginn: im mittleren Erwachsenenalter	akut: Cortison, Teer; Dauerbehandlung: Hautpflege (Entschup- pung), Photochemo- therapie, Balneo- Phototherapie, Dithranol,
Akne vulgaris	L70.0	persistierend (>30 J.): ? (Lebenszeit- prävalenz fast 100%)	Mitesser (A.v. comedonica), eitrig- entzündliche Knötchen (A.v. papulo-pustulosa), teilw. ausgedehnte Abszesse (A. v. conglo- bata), narbig verheilend, bes. Gesicht und Rücken	multifaktoriell (u.a. durch Androgene) bedingte Talg- und Hornzell-Überprodukti- on, verursacht Behinde- rung von Talgabfluß und bakterielle Infektion	Beginn: Pubertät, meist Remission gegen Ende der Pubertät	Dauerbehandlung: Hautpflege (anti- seborrhoisch= entfet- tend), Benzoylperoxid, Vitamin-A-Säure, Antibiotika
Kontakt- ekzem	L25.9	ca. 1-2%	nässende Ekzeme, Bläs- chen, Entzündung und Juckreiz an Kontaktstel- len (v.a. Hände, Gesicht); Verdickung der Haut bei chronischem Verlauf	allergische Überemp- findlichkeit auf Metalle, Kosmetika, Arzneimit- tel, Chemikalien, Berufsstoffe	teilweise Chronifizierung bei Dauereinwirkung (z.B. beruflich bedingt: Friseur, Maurer)	akut: Cortison; langfri- stig: Hautpflege, Allergenkarenz (Berufs- unfähigkeit)

5

Fortsetzung Tabelle 1

Krankheit	ICD-10	Vorkommen	Symptome	Ursachen	Verlauf	Behandlung
Urtikaria ("Quaddelsucht")	L50.0	a. 1-4% (Lebenszeitprävalenz: 20-30%)	flüchtige Quaddeln mit starkem Juckreiz, v.a. am Rumpf; ggf. anaphylaktische Reaktionen	Ausschüttung von Entzündungsmediatoren aufgrund unterschiedlichster Reize (allergische, physikalische, psychologische Auslöser)	bei chronischem Verlauf Auslöser feststellbar	akut: Antihistaminika, Anaphylaxie: Cortison/ Adrenalin intern; langfristig Allergenkarenz (Diät)
Malignes Melanom	C43.9	< 1%	schwärzlicher, geschwulstartiger Fleck auf normaler Haut oder veränderter Leberfleck mit unscharfer Begrenzung, nässend, Juckreiz, Blutung	Entartung von Pigmentzellen, prädisponierend: Rassenzugehörigkeit, auslösend: Sonnenlicht (UV-Strahlen).	Gefährlichster maligner Hauttumor mit hoher Metastasierungsgefahr. Prognose abhängig von Eindringtiefe entarteter Zellen (ca. 20% tödlicher Verlauf)	Akut: operative Entfernung, bei Metastasierung Chemotherapie
Alopecia areata	L63.9	ca. 0,3%	kreisrunder Ausfall der Kopfhaare, z. T. auch der Körperbehaarung (Alopecia universalis)	Autoimmunmechanismus an den Haarfolikeln	jeweils 1/3 der Fälle Spontanremission, chronisch-rezidivierend oder progredient	derzeit noch keine wirksame dermatologische RoutineBehandlung; Tragen einer Perücke

u. a. „Dermatitis und Ekzem (F54 und L23-L25)" sowie Urticaria (F54 und L50) genannt.

Im DSM-IV entspricht diese Kategorie der Achse-I-Diagnose „Psychologische Faktoren, die medizinische Krankheitsfaktoren beeinflussen". Hier werden sowohl die (beeinflussenden) psychologischen Faktoren als auch die Art, wie sich die Faktoren auf die Krankheit auswirken, weiter differenziert. Die Krankheit wird auf Achse III kodiert.

Ein wichtiges Kriterium der Diagnose ist, daß im Einzelfall ein klinisch bedeutsamer Einfluß auf den Krankheitsverlauf nachgewiesen werden sollte. Auch wenn hieraus keine direkte Schlußfolgerung auf eine Kausalität Faktor → Krankheit gezogen werden kann, so gilt diese Voraussetzung bei (strenggenommen wiederholtem) zeitlichen Zusammentreffen von psychologischen Faktoren und Krankheitsschüben als erfüllt. Keinesfalls reicht, wie in der traditionellen Psychosomatik oftmals praktiziert, eine spezifische Krankheitsdiagnose (z. B. Neurodermitis) aus.

Klinisch bedeutsamer Einfluß ist im Einzelfall nachzuweisen

Folgende Faktoren können bezüglich der Entstehung, Ausbruch oder Aufrecherhaltung von Hautkrankheiten von Bedeutung sein:

● *Psychische Störungen oder Symptome*

Angst und Depression sind emotionale Symptome, die zur Entstehung, Auslösung oder Aufrechterhaltung von Krankheiten beitragen. Hinweise auf erhöhte Ängstlichkeit oder Depressivität wurden bei Patienten mit unterschiedlichsten Hauterkrankungen gefunden (s. Kap. 2.2). Allerdings berücksichtigten die Querschnittsuntersuchungen nicht die zeitliche Beziehung zwischen dem Auftreten der psychischen Symptome und dem der Krankheitssymptome, so daß die Befunde auch als Krankheitsfolgen interpretiert werden können. Dennoch ist davon auszugehen, daß auch sekundäre psychische Symptome rückwirkend Krankheitssymptome verstärken und einen Teufelskreis eröffnen können.

Angst und Depression beeinflussen Krankheit

● *Persönlichkeitsmerkmale oder ungünstige Bewältigungsstile im Umgang mit psychischen Belastungen*

Persönlichkeitsmerkmale und unangemessene Bewältigungsmuster können die Wahrscheinlichkeit erhöhen, daß psychische Belastungen nicht reduziert und hierdurch Krankheitssymptome ausgelöst werden. Als ungünstiger Bewältigungsstil gelten Vermeidungstendenzen i.S. einer „Ausblendung" („blunting") belastender Aspekte, da diese eine aktive Problemlösung behindern und Belastungen aufrechterhalten. Allerdings hängt der Erfolg von Bewältigungsstrategien auch von der Situation ab, z. B. von dem Ausmaß der Kontrollierbarkeit der Belastungsursachen.

Vermeidung behindert Streßbewältigung

Tabelle 2:
Psychologische Probleme und Diagnosen nach ICD-10 (DSM-IV), die mit
dermatologischen Störungen zusammenhängen können

Dermato-logischer Befund	Psychologisches Problem	Diagnose nach ICD-10	ICD-10-Code (DSM-IV)	Zugehörige Begriffe
Hautkrankheit	Auslösung/Aggravation durch psychologische Faktoren	Psychologische Faktoren oder Verhaltenseinflüsse bei Hauterkrankungen	F54 (316.00)	„Psychosomatische Krankheiten" „Psychophysiologische Störungen"
	Ängste, Depression, sozialer Rückzug als Folge ungünstiger Krankheitsverarbeitung (z. B. bei Entstellung)	Anpassungsstörung	F43.2 (309.00)	„Somatopsychische Auswirkungen"
artifiziell verursachte Symptome	durch Verhaltensexzesse (z. B. Kratzen, Haareausziehen) verursachte Hautschäden	Störung der Impulskontrolle	F63.8 (312.39) Trichotillomanie: F63.3 (312.30)	„Paraartefakte": „Neurotische Exkoriationen"
	Vortäuschung einer Krankheit durch absichtlich verursachte Hautsymptome	Chronische vorgetäuschte Störung mit körperlichen Symptomen	F68.1 (300.19)	„Dermatitis artefacta"
Beschwerden ohne (bzw. mit minimalem) dermatologischem Befund	Krankheitsangst/überzeugung aufgrund Fehlinterpretation dermatologischer Symptome	Hypochondrische Störung	F45.2 (300.70)	„AIDS-Phobie", „Parasitophobie", „Melanophobie"
	Überzeugung einer Entstellung im Aussehen durch einen (nicht objektivierbaren) Makel	Dysmorphophobe Störung (DSM-IV: Körperdysmorhe Störung)	F45.2 (300.70)	„Dysmorphophobie"
	Störung vegetativer Hautfunktionen (Juckreiz, Brennen, Schmerzen) ohne somatischem Befund	Somatoforme autonome Funktionsstörung (DSM-IV: Undifferenzierte somatoforme Störung)	F45.38 (300.81)	„Pruritus sine materia", „kutane Dysästhesie", kutane Schmerzen
	Wahnhafte Überzeugungen (Kutane Psychosen) ohne Befund	Wahnhafte Störung (Körperbezogener Wahn)	F22.0 (297.10)	Dermatozoenwahn („Monosymptomatische kutane Psychose")

8

- *Gesundheitsgefährdendes Verhalten*

Hierzu zählen insbesondere schädliche Ernährungsgewohnheiten (z. B. Nichtbefolgen einer Abstinenz von Nahrungsmitteln, gegen die Allergien oder Intoleranzen bestehen) und exzessiver Alkohol- oder Drogenkonsum, die sich ungünstig auf den Hautzustand auswirken.

Ernährung und Suchtmittel

- *Körperliche Streßreaktion*

Belastende, lebensverändernde Ereignisse oder auch alltäglich, chronische Stressoren können körperliche Reaktionen auslösen, die zu einer Exazerbation oder Verstärkung der Symptomatik führen. Von großer Bedeutung sind bei Hautkrankheiten die Auslösung von Juckreiz oder Entzündungsreaktionen der Haut nach psychischer Belastung.

Lebensveränderungen und Alltagsstressoren

- *Andere Faktoren*

Als spezifisch für Hautkrankheiten sind, aufgrund der Exponiertheit der Haut, Schädigungen aufgrund von direkten Manipulationen zu sehen. Diese können, wie z. B. Kratzen bei Neurodermitis, Reaktion auf einen physiologischen Stimulus (Juckreiz) sein, jedoch aufgrund der Intensität oder Häufigkeit den Krankheitsverlauf wesentlich bestimmen.

Kratzen als wichtiger Verhaltenseinfluß

1.2.2.2 Anpassungsstörungen

Der Begriff Anpassung (engl. „adjustment" oder „adaptation") wird als ausgleichende Reaktion des Individuums auf belastende Umweltanforderungen verwendet. Trotz der Bezüge zu Theorien der Krankheitsbewältigung („coping") ist jedoch lediglich die theoretisch weniger fundierte „Anpassungsstörung" in die diagnostischen Klassifikationssysteme eingegangen.

Die Diagnose einer Anpassungsstörung wird gestellt, wenn „klinisch bedeutsame emotionale oder verhaltensmäßige Symptome als Reaktion auf einen oder mehrere identifizierbare psychosoziale Belastungsfaktoren vorliegen". ICD-10 und DSM-IV nennen neben dem Verlust nahestehender Personen als Beispiel eines Belastungsfaktors ausdrücklich auch die beeinträchtigenden Folgen chronischer körperlicher Krankheiten.

Symptome als Reaktion auf identifizierbaren Stressor

Unterschieden werden Anpassungsstörungen mit (kurzen oder längeren) depressiven Symptomen, Angstsymptomen, Störung des Sozialverhaltens oder Mischformen dieser Symptome. Die Symptome müssen sich innerhalb eines Monats (DSM-IV: 3 Monate) nach Beginn der Belastung entwickeln und sechs Monate nach Beendigung der Belastung (oder deren Folgen) remittieren. Sie können jedoch auch länger als sechs Monate andauern, wenn sie als Reaktion auf eine chronische Belastung auftreten oder auf

Chronische Krankheiten verursachen Belastungen mit langanhaltenden Folgen

9

eine Belastung mit langanhaltenden Folgen (ICD-10 F43.21: Längere depressive Reaktion; DSM-IV: chronische Verlaufsform). Die diagnostischen Kriterien sind im Vergleich zu anderen diagnostischen Kategorien nicht näher konkretisiert.

Obwohl als diagnostische „Restkategorie" vorgesehen, sind Anpassungsstörungen zur Beschreibung der psychischen Folgen von chronischen Krankheiten sehr nützlich. Empirische Befunde weisen darauf hin, daß die Häufigkeit von Anpassungsstörungen bei lebensbedrohlichen und stark beeinträchtigenden chronischen Erkrankungen erhöht ist (Popkin et al., 1990). Nur wenige Hautkrankheiten sind mit lebensbedrohlichen Komplikationen verbunden, wie etwa Malignes Melanom, oder weisen einen progredienten Verlauf mit zunehmenden Verschlechterung des körperlichen Zustandes, wie Sklerodermie oder Epidermolysis bullosa, auf. Dennoch werden die Belastungen, die durch chronische Hautkrankheiten wie Neurodermitis oder Psoriasis verursacht werden, eher unterschätzt. Untersuchungsergebnisse

Körperliche, soziale und psychische Folgen von Hautkrankheiten sind belastend

zeigen, daß die körperlichen, sozialen und emotionalen Auswirkungen von Hautkrankheiten zu erheblichen Belastungen und zumindest zeitweilig auch zu klinisch relevanten Anpassungsstörungen führen können (s. Kap. 2.2). Als wichtigste Belastungsfaktoren sind ein negatives Körperkonzept aufgrund der sichtbaren Hauterscheinungen, soziale Ängste bezüglich stigmatisierender Reaktionen der Umwelt, Einschränkung des Wohlbefindens aufgrund von Juckreiz und Verlust von Kontrolle über die Krankheit und Krankheitsfolgen zu nennen.

1.2.2.3 Körperdysmorphe Störung

Im ICD-10 (Dilling et al., 1991) werden die Körperdysmorphe Störung bzw. „Dysmorphophobie" als Unterkategorie der hypochondrischen Störung unter den als somatoformen Störungen aufgeführt und definiert als

Beschäftigung mit Entstellung

„anhaltende Beschäftigung mit der eigenen körperlichen Erscheinung. Normale oder allgemeine [Empfindungen und] Erscheinungen werden von der betroffenen Person als abnorm und belastend interpretiert und die Aufmerksamkeit meist auf nur ein oder zwei Organe oder Organsysteme fokussiert. Die befürchtete körperliche [Erkrankung oder] Entstellung kann von der betroffenen Person benannt werden. Zwischen den einzelnen Konsultationen variiert der Grad der Überzeugung, von ihr befallen zu sein, und die vorwiegende Betonung einer Erkrankung gegenüber einer anderen. [...]".

Im DSM-IV (Saß et al., 1998) findet sich, ebenfalls unter den somatoformen Störungen, eine eigene Kategorie für die Körperdysmorphe Störung, die durch folgende Kriterien definiert wird:

10

Diagnostische Kriterien
1. Beschäftigung mit einem imaginierten Mangel im Aussehen; bei Vorliegen einer körperlichen Abweichung ist die Besorgnis übertrieben;
2. Starker Leidensdruck oder große Beeinträchtigungen im sozialen oder beruflichen Leben;
3. Ausschluß anderer psychischer Störungen (insbesondere Anorexia Nervosa).

Im Gegensatz zu den unter Kapitel. 1.2.2.2 dargestellten Anpassungsstörungen, die Folge objektivierbarer Beeinträchtigungen des Aussehens durch Hautkrankheiten sind, sind bei dieser Störung keine oder nur minimale körperliche Veränderungen festzustellen. Das subjektive Erleben steht somit nicht in angemessenem Verhältnis zum körperlichen Befund. Die Beschwerden konzentrieren sich vorwiegend auf Veränderungen des Gesichtes, die subjektiv als entstellend bzw. „häßlich" erlebt werden. Neben der Größe oder Asymmetrie von Körperteilen stehen in der Mehrheit der Fälle die Haut, teilweise auch die Haare, im Vordergrund (Phillips et al., 1993; Veale, Boocock et al., 1996). Die Beschwerden können Besorgnisse über Falten, Flecken, Gefäßzeichnungen, Narben, Komedonen, blasse oder gerötete Gesichtsfarbe, übermäßige Behaarung oder Haarausfall richten. Andere Beispiele sind die Größe oder Krümmung der Nase, der Augenabstand, ein unsymmetrisches Gesicht, bei Frauen die Größe von Brüsten und bei Männern ein schmächtiger Körperbau. Nicht immer sind die Beschwerden konkret, mitunter werden sie auch sehr vage beschrieben. Es besteht jedoch die Überzeugung, daß die Anormalität anderen offensichtlich ist.

Minimale körperliche Veränderungen möglich

Die übermäßige Beschäftigung mit dem eingebildeten Mangel kann folgende charakteristische Verhaltensweisen beinhalten:
- eine ausgedehnte, zumeist ritualisierte Kontrolle des vermeintlichen Makels, z. B. stundenlange Überprüfung des Defekts vor dem Spiegel,
- Verbergen des Makels durch Make-up, Kleidungsstücke, Brillen etc.,
- exzessive Körperpflege (Kämmen, Rasieren) oder Manipulationen an der Haut (Neurotische Exkoriationen bei Akne),
- unangemessene Forderung nach Behandlung (kosmetische Operationen) oder inadäquate Selbstbehandlung mit Medikamenten (Cortison!),
- eine durchgängige Vermeidung von Situationen, in denen der vermeintliche Defekt gesehen werden könnte,
- permanenter Vergleich des Aussehens des „defekten" Körperteils mit dem anderer Personen und Suche nach (erfolgloser) Rückversicherung, daß das Aussehen „normal" ist.

Charakteristische Verhaltenssymptome

Die Beeinträchtigungen im beruflichen und sozialen Leben stehen in einem krassen Mißverhältnis zum Ausmaß der körperlichen Veränderungen und werden daher in der Regel unterschätzt. Sie äußern sich bei 40% der

Starke berufliche und soziale Beeinträchtigungen

11

Betroffenen in akuter Suizidalität (Phillips, McElroy, Keck et al., 1993). Eine niedriges Selbstwertgefühl, Überempfindlichkeit für Zurückweisung und Schuldgefühle, das eigene Aussehen „ruiniert" zu haben, und depressive Symptome sind häufig. In der Regel geht die Körperdysmorphe Störung einer komorbiden Depression voraus (Phillips, 1999).

1.2.2.4 Andere somatoforme Störungen und Artifizielle Störungen mit dermatologischen Symptomen

Neben der Körperdysmorphen Störung sind kutane Hypochondrien und somatoformer Juckreiz bei dermatologischen Patienten besonders häufig anzutreffende somatoforme Störungen. Diese Störungen werden im folgenden kurz vorgestellt (ausführlicher zu den Störungen s. Stangier & Gieler, 1997; Hinweise zur Therapie s. Rief & Hiller, 1998).

● *Hypochondrische Störungen (ICD-10 F45.2)*

Melanophobie, Parasitophobie, Aids-Phobie

Primäres Merkmal ist eine übermäßige Beschäftigung mit der Angst oder der Überzeugung, eine ernsthafte Krankheit zu haben, basierend auf einer Fehlinterpretation dermatologischer Symptome. Neben hypochondrischen Ängsten, die sich auf Parasiten (Parasitophobie) und Hautkrebs (Melanophobie) richten, ist in den letzten Jahren die sog. AIDS-Phobie hinzugekommen; in der frühen Krankheitsphase geht AIDS mit einer Reihe dermatologischer Symptome einher. Auch die Überzeugung, unter einer Allergie gegenüber Nahrungsmitteln oder chemischen Substanzen (sog. „multiple chemical sensitivities syndrome") zu leiden, kann als eine Form der Hypochondrie klassifiziert werden. Entsprechend den Kriterien des ICD-10 sollte die Beschäftigung mit den Krankheitsängsten trotz angemessener medizinischer Abklärung und Rückversicherung durch den Arzt bestehen bleiben. Im DSM-IV wird zusätzlich gefordert, daß die Störung bedeutsames Leiden oder Beeinträchtigungen hervorrufen und mindestens sechs Monate betragen sollte.

● *Somatoformer Juckreiz/chronische kutane Dysästhesien nichtorganischer Genese*

Hierbei handelt es sich um andauernde kutane Mißempfindungen wie Juckreiz, Brennen (einschließlich Glossodynie = Brennen der Mundschleimhaut und Vulvodynie = Brennen der Scheide) oder Schmerz, die primär nicht durch eine körperliche Störung verursacht werden. Die genannten Symptome können nach ICD-10 als somatoforme autonome Funktionsstörung (F45.3), im DSM-IV als Undifferenzierte somatoforme Störung klassifiziert werden. Zusätzlich sollten, analog der Somatoformen Schmerzstörung, folgende Kriterien erfüllt sein (Stangier & Gieler, 1997): Starker Leidensdruck oder große Beeinträchtigungen im sozialen oder beruflichen

12

Leben; psychologische Faktoren spielen eine wichtige Rolle bei Beginn, Schweregrad, Auslösung oder Aufrechterhaltung des Juckreizes; übermäßige Beschäftigung mit dem Juckreiz bzw. dem Hautzustand; Suche nach ärztlicher Rückversicherung (z. B. Allergietestung).

Juckreiz stellt ein Kardinalsymptom einer Vielzahl dermatologischer, internistischer und neurologischer Störungen dar, die häufig schwer zu diagnostizieren sind (Bernhard, 1994). Die Diagnose einer somatoformen Störung sollte daher mit Vorsicht und nur nach einem ausreichenden Beobachtungsintervall gestellt werden. Allerdings schließt die Feststellung somatischer Faktoren per se nicht die Diagnose einer somatoformen Störung (und vice versa) automatisch aus; vielmehr ist eine somatoforme Störung trotz Vorliegen einer organischen Erkrankung zu diagnostizieren, wenn (exzessiver) subjektiver Leidensdruck und/oder soziale Behinderung nicht in einem angemessenen Verhältnis zu dem (minimalen) Ausmaß der Symptome stehen (s. Rief & Hiller, 1998).

Somatoforme Störungen nur nach sorgfältiger Diagnostik feststellbar

Von den somatoformen Störungen abzugrenzen sind Hautsymptome, die aufgrund aktiver (offener oder verdeckter) Manipulationen an der Haut verursacht werden.

● *Artifizielle Hautsymptome aufgrund von Impulskontrollstörungen*

Kratzen oder Aufscheuern der Haut (häufig auch als sog. „neurotische Exkoriationen" oder „Paraartefakte" bezeichnet) und das Ausreißen der Haare (Trichotillomanie) können durch intensive Emotionen ausgelöst werden. Im ICD-10 werden diese Störungen als „Abnorme Gewohnheiten und Störungen der Impulskontrolle" (F63.9; Trichotillomanie: F63.3) eingeordnet. Hauptkennzeichen ist ein mit Spannung verbundener Impuls zu einer selbstschädigenden Handlung, dem vergeblich ein Widerstand entgegengebracht wird, und dem Gefühl von Entspannung bei der Ausführung der Handlung. Die Handlungen können durch Mißempfindungen wie Juckreiz, Brennen oder Schmerzen ausgelöst werden. Exkoriationen (als „Acne excoriée des jeunes filles" bezeichnet) treten gelegentlich auch im Zusammenhang mit einer Körperdysmorphen Störung auf: so können die mit einer (minimalen) Gesichts-Akne einhergehenden Komedone übertriebene Entstellungsgefühle verursachen und die Betroffenen dazu motivieren, die Hautsymptome mit exzessiven Manipulationen zu beseitigen. Ist die psychische Beeinträchtigung primär durch die körperlichen Beschwerden bzw. die Entstellung gegeben, sollte die Diagnose einer somatoformen Störung bevorzugt werden. Überwiegen jedoch Merkmale zwanghafter, hautschädigender Handlungen, sollte eine Impulskontrollstörung diagnostiziert werden. Die Selbstverursachung kann von Patienten mit Impulskontrollstörungen aus Scham verschwiegen werden, in Abgrenzung zu Vorgetäuschten Störungen wird sie jedoch bei ausreichendem Vertrauen zum Untersucher in der Regel zugegeben.

Nicht kontrollierbare hautschädigende Handlungen

13

● *Dermatitis facticia (D. artefacta)*

Die somatischen Symptome einer Hautkrankheit können auch vorgetäuscht werden, um die Patientenrolle einnehmen zu können (Gieler, 1994). Sie werden im ICD-10 als artifizielle Störung (D68.1), im DSM-IV als Vorgetäuschte Störungen mit körperlichen Symptomen klassifiziert. Die Symptome können z. B. durch Reiben, Chemikalien, Hitze willkürlich erzeugt sein, oder es werden bestehende Krankheitssymptome aggraviert, um die Krankenrolle einzunehmen; im Gegensatz zur Simulation fehlen äußere Anreize. Vermutlich nehmen die meisten Patienten die Schädigung der Haut in einem dissoziierten Zustand (Depersonalisation) vor.

Häufig ist die Feststellung einer Selbstverursachung, soweit es sich nicht um die Aggravation einer bestehenden dermatologischen Krankheit handelt, aufgrund von Widersprüchen zwischen Symptomatik und anamnestischen Angaben für den Dermatologen nicht schwierig. Jedoch wird die Diagnose einer Vorgetäuschten Störung mitunter erst nach mehreren mißglückten Behandlungsversuchen gestellt. Zumeist werden durch aufwendige Mehrfachdiagnostik und Behandlungsmaßnahmen hohe Kosten verursacht. Im Extremfall des Münchhausen-Syndroms (fiktive, dramatisierende Ausgestaltung der Krankheitsgeschichte) können die Patienten unter einer Scheinidentität von einer Klinik zur anderen reisen und mit erfundenen Angaben (Pseudologia fantastica), häufig als Notfall, zahlreiche diagnostische Maßnahmen und unnötige Operationen („Grillrostbauch") provozieren.

Differentialdiagnostisch sind Vorgetäuschte Störungen von Impulskontrollstörungen durch die durchgängige Verleugnung der Selbstverursachung abzugrenzen. Zudem besteht eine sehr hohe Komorbidität mit schweren psychischen Störungen, insbesondere Borderline-Persönlichkeitsstörungen (zu Borderlinestörung s. Bohus, 2002). Bei bis zu 50 % der Patienten wurden Suizidversuche in der Vorgeschichte festgestellt. Die Prognose ist bei diesen Störungen als sehr ungünstig zu bewerten. Kutane Artefakte werden häufig auch im Zusammenhang mit geistiger Behinderung, Psychosen sowie Depersonalisationsstörungen festgestellt.

1.3 Epidemiologie

Hautkrankheiten sind vergleichsweise häufig (Angaben zu ausgewählten Hautkrankheiten s. Tabelle 1, S. 5 u. 6). Es wird geschätzt, daß ca. 20% aller Patienten an einer Hautkrankheit leiden (Braun-Falco, Plewig & Wolff, 1996). Chronische Hautkrankheiten machen mehr als die Hälfte aller Berufskrankheiten aus und verursachen, durch Arztbesuche, Krankenhausaufenthalte und Arbeitsausfall, hohe volkswirtschaftliche Kosten. Zum Bei-

14

spiel werden die Kosten, die alleine durch Neurodermitis verursacht werden, auf über 2 Milliarden DM geschätzt (Szucs, zit. nach Warschburger & Petermann, 1999).

Zur Häufigkeit, mit der psychologische Faktoren und Verhalten Hautkrankheiten beeinflussen, existieren keine exakten Daten. In retrospektiven Studien berichten ca. 20-70% der Patienten mit chronischen Hautkrankheiten von psychischen Belastungen. Allerdings verzerren subjektive Einflüsse wie Erinnerungsfehler und Krankheitskonzepte der Patienten die Angaben. In prospektiven Studien, deren Generalisierbarkeit jedoch aufgrund der geringen Stichprobengrößen und kurzen Beobachtungszeiträume eingeschränkt ist, wird der Anteil mit 15-30% angegeben (Stangier, 1995).

Einfluß psychologischer Faktoren bei 15-30% geschätzt

In Querschnittuntersuchungen wurden Anpassungsstörungen als Folge von Hautkrankheiten bei einem großen Anteil der Patienten festgestellt. Wessley und Lewis (1989) fanden mit Hilfe eines strukturierten klinischen Interviews bei 30% der Patienten einer dermatologischen Ambulanz psychiatrische Störungen, die in Folge einer Hauterkrankung auftraten. Auch Fragebogenuntersuchungen an größeren Patientenkollektiven weisen darauf hin, daß 30%-40% der Patienten in dermatologischen Ambulanzen und bis zu 60% der stationären Patienten depressive oder Angstsymptome angeben, die Folge einer maladaptiven Krankheitsbewältigung darstellen (Hughes, Barraclough, Hamblin & White, 1983).

Anpassungsstörungen bei 30% ambulanter Hautpatienten festgestellt

Die Körperdysmorphe Störung wurde ursprünglich als extrem seltene Störung aufgefaßt, aktuellere Schätzungen gehen jedoch von Prävalenzraten zwischen 1-2% der Bevölkerung aus (Hollander & Aronowitz, 1999). Aufgrund der Dissimulationstendenzen der Patienten, der schwierigen differentialdiagnostischen Abgrenzung, hoher Komorbiditäten und symptomatischer Überlappungen mit anderen Störungen, ist die Diagnosestellung erheblich erschwert. Daher ist zu vermuten, daß die Störung häufiger als bisher erwartet vorkommt. Möglicherweise ist auch ein tatsächlicher Anstieg der Prävalenz zu verzeichnen, der, ähnlich wie bei den Eßstörungen, durch soziokulturelle Faktoren verursacht sein könnte.

Körperdysmorphe Störung häufig nicht diagnostiziert

In klinischen Populationen zeigten sich deutlich erhöhte Prävalenzraten. In klinischen Stichproben mit psychischen Störungen zeigen regelmäßig ca. 10% der Patienten eine Körperdysmorphe Störung (s.u.). Unter ambulanten dermatologischen Patienten wurden bei 8.7% Hinweise auf das Vorliegen einer Körperdysmorphen Störung gefunden, bei plastisch-chirurgischen Patienten 7% (Stangier et al., 2000).

Behandelte Prävalenz der Körperdysmorphen Störung ca. 10%

In den bisherigen Untersuchungen schwankte die Geschlechterverteilung. In der größten Untersuchung war der Anteil an Männern und Frauen gleich. Geschlechterunterschiede bestehen vermutlich hinsichtlich der Suche von Behandlungen und dem Aufsuchen bestimmter Behandlungseinrichtungen.

1.4 Verlauf und Prognose

Verlauf und Prognose von einigen ausgewählten Hautkrankheiten können Tabelle 1 (s. S. 5 u. 6) entnommen werden.

Psychologische Einflußfaktoren und Anpassungsstörungen können fluktuieren

Bislang fehlen methodisch zufriedenstellende Studien zur Langzeitprognose bei psychischen Einflußfaktoren. Möglicherweise wirkt sich die Einsicht in psychologische Einflüsse positiv auf die Prognose aus. Es ist jedoch anzunehmen, daß der Verlauf auch von der Stabilität des Einflußfaktors abhängt: körperliche Streßreaktionen und Verhaltenseinflüsse bestehen häufig nur vorübergehend oder sind leichter zu beeinflussen als psychische Störungen, überdauernde Bewältigungsstile oder Persönlichkeitsmerkmale.

Auch hinsichtlich des Verlaufs von Anpassungsstörungen gibt es aufgrund fehlender Langzeitstudien keine Hinweise. Generell ist davon auszugehen, daß Anpassungsstörungen bei chronischem Verlauf Risikofaktoren für die Entwicklung gravierender psychischer Störungen, insbesondere affektiver Störungen, darstellen (Strain et al., 1998).

Körperdysmorphe Störung verläuft meist chronisch

Bislang ist nur wenig über den Verlauf der Körperdysmorphen Störung bekannt. Offenbar können die Körperteile, auf die sich die Störung bezieht, mit der Zeit wechseln. Zudem kann die Überzeugung, durch die Veränderung entstellt zu sein, zunehmend wahnhaften Charakter annehmen. Der Beginn der Störung wird typischerweise in der Adoleszenz bzw. Pubertät beobachtet und mit durchschnittlich 16 ± 7 Jahren angegeben. Die Körperdysmorphe Störung verläuft in der Regel chronisch, die durchschnittliche Dauer wird mit ca. 18 Jahren angegeben. Selten konnte eine Milderung der Symptomatik oder eine Remission beobachtet werden, in der Regel bleibt die Intensität der Störung unverändert oder verstärkt sich noch (Phillips et al., 1993).

1.5 Differentialdiagnosen

Zu beachten bei Differentialdiagnosen: dermatologischer Nachweis einer Krankheit, Art des psychologischen Faktors, zeitliche Beziehung

Die Diagnose „Psychologische Faktoren oder Verhaltenseinflüsse bei Hauterkrankungen" ist von folgenden Störungen abzugrenzen:
* *Anpassungsstörungen:* Prinzipiell sind Anpassungsstörungen durch eine umgekehrte Kausalität gekennzeichnet: im Gegensatz zu „Psychologischen Faktoren oder Verhaltensfaktoren bei Hautkrankheiten" verursacht die körperliche Krankheit („sekundäre") psychischen Symptome. Die Abgrenzung ist in der Praxis jedoch erschwert, da die Kausalität nur indirekt aus dem zeitlichen Verlauf geschlossen werden kann und retrospektive Verlaufsbeurteilungen des Patienten erheblich verzerrt sein

können. Daneben kann eine ungünstige Krankheitsbewältigung rückwirkend auch die Krankheitssymptome beeinflussen und auf diese Weise einen circulus vitiosus in Gang setzen.

- *Somatoforme Störungen* (s. Kap. 1.2.2.4): Diese sind ebenfalls durch das gleichzeitige Vorhandensein sowohl psychologischer Faktoren als auch körperlicher Beschwerden charakterisiert, aber es gibt keine organisch nachweisbare dermatologische Krankheit. Als ein weiterer Hinweis auf eine somatoforme Störung ist das Vorliegen anderer psychiatrischer Störungen, vor allem Depression, zu werten, da diese eine hohe Komorbidität aufweisen.
- *Artifizielle Störungen* (Impulskontrollstörungen und Vorgetäuschte Störungen; s. Kap. 1.2.2.4): Werden dermatologische Symptome durch schädigende Manipulationen hervorgerufen, die nicht durch körperliche Faktoren wie z. B. Juckreiz, sondern durch psychische Störungen erklärbar sind, sollten diese als Impulskontrollstörungen oder Vorgetäuschte Störungen klassifiziert werden.

Anpassungsstörungen sind vor allem zu differenzieren von

- *Posttraumatischer Belastungsstörung und Akuter Belastungsstörung:* Kennzeichnend sind außergewöhnlich belastende, traumatische Ereignisse als Auslöser. Hingegen werden Anpassungsstörungen durch Belastungsfaktoren oder Ereignisse ausgelöst, die im Rahmen „normaler", d. h. verbreiteter Lebenserfahrungen (z. B. chronische Krankheiten) auftreten können und unterschiedliche Schwere aufweisen können.

Zur Körperdysmorphen Störung gibt es eine Reihe von Differentialdiagnosen zu beachten:

- *Anpassungsstörungen bei entstellenden Erkrankungen:* Bei dermatologischen oder anderen Krankheiten mit sichtbaren Veränderungen tritt ebenfalls häufig das Erleben auf, im Aussehen entstellt zu sein. Diese Verarbeitung ist in der Regel nachvollziehbar und dem Ausmaß der Beeinträchtigung im Erscheinungsbild angemessen. Bei den meisten Personen mit Körperdysmorpher Störung sind zwar ebenfalls (minimale) körperliche Veränderungen oder Krankheiten festzustellen. Entscheidend ist jedoch das Mißverhältnis zwischen körperlichem Befund und subjektivem Erleben. Außerdem fehlt ein zeitlicher Zusammenhang zu fluktuierenden Krankheitssymptomen. Allerdings finden sich auch bei Anpassungsstörungen aufgrund eines übersteigerten Erlebens von Attraktivitätsverlust und Stigmatisierung ein Übergang zur Körperdysmorphen Störung.

- *Zwangsstörungen:* Parallelen bestehen vor allem in den persistierenden, teilweise intrusiven Gedanken, denen kaum Widerstand geleistet werden kann. Auch die ritualisierten Kontrollhandlungen, vor allem das charakteristische Überprüfen des Aussehens vor dem Spiegel, zeigen einen deutlich zwanghaften Charakter. Allerdings beziehen sich diese Gedanken und Handlungen bei Körperdysmorpher Störung, im Gegensatz zu Zwangsstörungen, auf das Aussehen.

- *Depression:* Bei depressiven Störungen können aufgrund eines negativen Selbstkonzeptes und Körperkonzeptes ebenfalls Gefühle der Unattraktivität und Häßlichkeit entstehen, jedoch sind diese von geringerer Intensität und weniger durch zwanghafte Präokkupation gekennzeichnet.

- *Soziale Phobie:* Die sozialen Ängste von Personen mit Körperdysmorpher Störung unterscheiden sich von sozialer Phobie, da nicht eine Blamage aufgrund des (vermeintlich peinlichen) Verhaltens, sondern vor einer Abwertung aufgrund des (vermeintlich häßlichen) Aussehens erwartet wird.

- *Wahnhafte Störung mit Körperbezogenem Wahn:* Die Abgrenzung von körperbezogenem Wahn ist häufig nicht eindeutig. Zudem wechseln Phasen der Einsicht in die Störung mit Phasen einer wahnhaften Fixierung ab, weshalb die Bestimmung eines wahnhaften Subtypes, die noch im DSM-III-R enthalten war, wieder fallengelassen wurde (Phillips & McElroy, 1993). Befindet sich der Patient nie in der Lage, die Übertriebenheit seiner Besorgnis anzuerkennen, ist die zusätzliche Diagnose der Wahnhaften Störung mit Körperbezogenem Wahn zu stellen. Diese „Doppeldiagnose" stellt allerdings nur einen Kompromiß dar, da vermutlich von einem Kontinuum von „realistischer Einschätzung" über „überwertige Idee" bis hin zu „wahnhafter Überzeugung" auszugehen ist.

- *Eßstörungen:* Die Körperdysmorphe Störung hebt sich vor allem von der Anorexia Nervosa durch die stärker umgrenzte Störung des Körperkonzeptes ab (Rosen & Ramirez, 1998). Für die Abgrenzung beider Störungen spricht auch, daß die Komorbidität von Körperdysmorpher Störung und Anorexia Nervosa lediglich 3% beträgt (Phillips et al., 1993).

1.6 Komorbiditäten

Die Diagnose „Psychologische Faktoren oder Verhaltenseinflüsse bei Hauterkrankungen" ermöglicht es, gleichzeitig andere psychische Störungen zu diagnostizieren, falls die entsprechenden Kriterien erfüllt werden. Bedauerlicherweise fehlen Untersuchungen, in denen solche komorbiden Diagnosen systematisch erfaßt wurden. Dennoch muß davon ausgegangen werden, daß Angststörungen, affektive Störungen und Persönlichkeitsstörungen in erhöhtem Maße den Verlauf von Hautkrankheiten in bedeutsamer Weise beeinflussen.

Auch hinsichtlich der Komorbidität von Anpassungsstörungen bei Hautkrankheiten mit anderen psychischen Störungen existieren keine empirischen Befunde. Generell finden sich bei Personen mit chronischen körperlichen Krankheiten eine erhöhte Prävalenz von Depression und psychischen Störungen aufgrund psychotroper Substanzen, insbesondere Alkoholabhängigkeit (Wells et al., 1988).

Die Körperdysmorphe Störung weist hohe Komorbiditäten mit depressiven Störungen (59–77%) sowie, weniger konsistent, mit Angststörungen (16–73%) und Zwangsstörungen (6-30%) auf. Es wurden ebenfalls hohe Komorbiditäten mit Persönlichkeitsstörungen beobachtet (insgesamt bei 57%), vor allem Selbstunsichere Persönlichkeitsstörung (43%). In klinischen Stichproben mit psychiatrischen Störungen ist eine komorbide Körperdysmorphe Störung nicht selten (12% bei Zwangsstörungen, 13.8 % bei „atypischer Depression" und 11% bei sozialer Phobie). Eine geringe Komorbidität besteht mit anderen Somatoformen Störungen (3%), weshalb die Zuordnung der Körperdysmorphen Störung im DSM-IV zu den Somatoformen Störungen zu überdenken ist.

Hohe Komorbidität der Körperdysmorphen Störung mit depressiven und Angststörungen

1.7 Diagnostische Verfahren

● *Psychologische Faktoren/Verhaltenseinflüsse bei Hautkrankheiten*

Zusammenhänge zwischen psychologischen Faktoren und dem Krankheitsverlauf lassen sich im Einzelfall nur durch Verlaufsbeurteilungen aufdecken. Diese sind mit Hilfe von standardisierten Tagebüchern und Selbstbeobachtungs-Protokollen möglich, die wichtige Informationen über die Kovariation von psychologischen Faktoren und Symptomfluktuationen liefern (Stangier, Schuster & Ehlers, 1996; Beispiel im Anhang, S. 94). In den Tagesprotokollen sollten das Auftreten von Hautsymptomen (z. B. Juckreiz, Hautentzündung oder Quaddeln) sowie die in Frage kommenden psychologischen Einflußfaktoren (belastende Ereignisse, Stimmungsschwankungen) und behaviorale Reaktionen (z. B. Kratzen, Substanzkonsum) kontinuierlich festgehalten werden. Darüber hinaus können auch zusätzliche Einflußfaktoren wie Hautpflege und Medikamentengebrauch erfaßt werden. Die Beobachtungen können sich auf festgelegte Zeitintervalle (time-sampling) beziehen oder zum Zeitpunkt des Auftretens (event-sampling) gemacht werden. Für diagnostische Zwecke ist das time-sampling einfacher und möglicherweise auch reliabler. Für die Behandlung ist event-sampling nützlicher, da besser Rückschlüsse auf die Art des Auslösers gezogen und eher reaktive Effekte auf problematische Verhaltensweisen erzielt werden können.

Verlaufsbeurteilung durch Selbstbeobachtungs-Protokolle

Im Hinblick auf die Konkretisierung der psychologischen Einflußfaktoren ist eine gezielte Exploration der Belastungsfaktoren in der aktuellen Lebenssituation notwendig (s. Kap. 3.3.1 und Karte im Anhang).

Ein zusätzliches Screening psychischer Symptome kann mit Hilfe der SCL-90 erfolgen. Aufgrund der in der Praxis häufig nicht erkannten Komorbiditäten sollte darüber hinaus auch ein strukturiertes klinisches Interview psychischen Störungen (SKID; CIDI) einschließlich Persönlichkeitsstörungen (SKID-II) durchgeführt werden. Im Hinblick auf die Therapieevaluation ist die Verwendung von Zielerreichungsskalen bei psychologischen Einflußfaktoren auf körperliche Krankheiten besonders günstig, da sie individuell gestaltet werden können und auch eine zielorientierte Therapie fördert (s. Beispiel „Zielerreichungsskala", Anhang, S. 93).

Wenn psychologische Faktoren einen bedeutsamen Einfluß auf den Krankheitsverlauf haben, dann ist von einer erfolgreichen psychologischen Therapie zumindest längerfristig auch eine Verbesserung der Symptomatik zu erwarten. Die Krankheitssymptome sollten zu Therapiebeginn, günstigerweise im Rahmen der Krankheitsanamnese (s. Kap. 3.3.1), sowie nach Therapieabschluß bzw. zur Katamnese möglichst in standardisierter Form erfaßt werden. Im Anhang (S. 103) befindet sich ein Instrument zur Erfassung der Hautsymptomatik, das die Beurteilung unterschiedlicher Symptome zu einem Schweregradindex integriert.

- *Anpassungsstörungen*

Ähnlich wie bei „Psychologischen Faktoren/Verhaltenseinflüssen" lassen sich Anpassungsstörungen infolge von Hauterkrankungen streng genommen nur durch Verlaufsbeobachtungen erfassen. In der Praxis wird zumeist nur eine Exploration der psychologischen Symptome und eine retrospektiven Einschätzung des zeitlichen Zusammenhangs zu vorangegangenen Krankheitsschüben möglich sein. Zu beachten ist, daß in der nachträglichen Erinnerung nicht selten auch eine Umattribution von Ursache (Krankheit) und Wirkung (psychische Belastungen) vorgenommen wird und daher fehlerhaft sein kann. Als ein unspezifisches Instrument zur Einschätzung des Ausmaßes der depressiven und Angstsymptome läßt sich die SCL-90 einsetzen; diese erlaubt jedoch keinen Rückschluß darüber, ob die gefundenen psychologischen Symptome auf krankheitsbedingte Belastungen zurückzuführen sind.

Daher ist eine gezielte Erfassung spezifischer Anpassungsprobleme bei Hautkrankheiten mit Hilfe von Fragebögen besonders wichtig. Der Marburger Hautfragebogen (MHF; Stangier, Ehlers, & Gieler, 1996; s. Bestellcoupon im Anhang, S. 106) ist für die Abschätzung der spezifischen Problembereiche bei Hautkrankheiten konzipiert und bezieht sich auf folgende Bereiche: Soziale Angst/Vermeidung; Juckreiz-Kratz-Zirkel, Hilflosig-

20

keit, ängstlich-depressive Stimmung, Einschränkung der Lebensqualität und Defizit in problembezogener Krankheitsbewältigung. Der Fragebogen wurde an einer größeren dermatologischen Stichprobe validiert und zeigte eine hohe Therapiesensitivität (Stangier, Gieler & Ehlers, 1996). Zusätzlich kann zur differenzierten Erfassung von symptomspezifischen Aspekten auch der Juckreiz-Kognitions-Fragebogen (JKF) eingesetzt werden. Der Umgang mit den spezifischen Belastungen, mit denen Eltern von neurodermitiskranken Kindern konfrontiert werden, kann durch den Fragebogen für Eltern von neurodermitiskranken Kindern (FEN) erfaßt werden (JKF und FEN: s. Stangier, Ehlers, & Gieler, 1996). Schließlich können mit dem Freiburger Fragebogen zur Krankheitsbewältigung (FKV; Muthny, 1989) allgemeine Strategien der Krankheitsbewältigung erhoben werden. Der Fragebogen bezieht sich auf Verarbeitungsmuster, mit denen der Patient krankheitsbedingte Probleme zu meistern versucht; hieraus lassen sich keine Rückschlüsse ziehen, ob diese Krankheitsbewältigung adaptiv („günstig") ist.

- *Körperdysmorphe Störung*

Aufgrund der starken Fixierung auf die körperliche Ursache der Störung wird eine psychologische Diagnostik in den meisten Fällen wenig akzeptiert. Zur Feststellung der Diagnose ist das Body Dysmorphic Disorder Diagnostic Module (Phillips, 1993; deutsche Übersetzung des BDDDM, s. Anhang, S. 95) hilfreich. Zusätzlich sollte die Diskrepanz zwischen Selbst- und Fremdeinschätzung der Entstellung auf einfachen Rating-Skalen zur Quantifizierung des Hauptkriteriums herangezogen werden.

Im Falle einer ausreichenden Akzeptanz psychologischer Aspekte kann zur Absicherung der Diagnose eine modifizierte Form der Yale-Brown Obsessive-Compulsive Scale für Körperdysmorphe Störung (BDD-YBOCS; Phillips et al., 1997; deutsche Übersetzung, s. Anhang, S. 97) eingesetzt werden, die die Grundlage für ein halbstrukturiertes Interview bildet. Mit Hilfe der BDD-YBOCS ist es zudem möglich, den Schweregrad der psychologischen Symptome zu bestimmen und detailliertere Informationen für eine Verhaltensanalyse zu sammeln.

Strukturiertes Interviewmodul und Rating-skalen bei Körperdysmorpher Störung

Zusätzlich empfiehlt sich die Erfassung von Depressivität (Beck-Depressions-Inventar, Hautzinger et al., 1993) und sozialen Ängsten (z. B. Social Interaction Anxiety Scale, Stangier et al., 1999).

21

2 Störungstheorien und -modelle

2.1 Pathogenese von Hautkrankheiten

Immunologische
Mechanismen in
Pathogenese
wichtig

Für die Pathogenese von Hautkrankheiten sind Störungen in der komplexen Interaktion der zellkinetischen, biochemischen, immunologischen und autonom-vegetativen Prozesse der Haut verantwortlich. Eine besonders wichtige Rolle spielt das hochdifferenzierte Immunsystem der Haut, in dem Immunzellen (T-Lymphozyten, Mastzellen, Langerhans-Zellen), humorale Immunreaktionen (Immunglobuline, z. B. IgE) und Zytokine (Botenstoffe der Hautzellen wie z. B. Interleukine) zusammenwirken. Es lassen sich folgende grundlegenden immunologischen Mechanismen unterscheiden:

1. *Intoleranzreaktionen (sog. „Allergien"):* Überreaktionen des Immunsystems der Haut gegenüber körperfremden Substanzen (Antigenen), die normalerweise nicht schädlich sind. Die Sensibilisierung kommt durch eine Fehlregulation erworbener, antigen-spezifischer Immunreaktionen zustande, die bei Überempfindlichkeitsreaktionen vom verzögerten Typ das zelluläre (T-Lymphozyten) und beim Sofort-Typ das humorale (IgE-Produktion) Immunsystem betreffen. Kontaktekzeme stellen allergische Reaktionen des verzögerten Typs dar, während Sofort-Typ-Reaktionen pathogenetische Faktoren bei Neurodermitis und Urtikaria darstellen können (jedoch nicht obligatorisch).

2. *Entzündung:* Entzündungsreaktionen dienen der Elimination von Gewebsschäden und beruhen auf der Aktivierung von Entzündungsmediatoren (z. B. Histamin, Interleukine). Diese Substanzen bewirken eine Erweiterung und gesteigerte Durchlässigkeit der Blutgefäße, den Austritt von Gewebsflüssigkeit und Infiltration von Entzündungszellen. Entzündungsreaktionen sind Kardinalsymptom der meisten Hauterkrankungen.

3. *Infektionen:* Viren werden zumeist durch direkten Kontakt übertragen und dringen an durchlässigen Stellen der Barriereschicht der Haut oder der Mund- oder Genitalschleimhäute in das Gewebe ein. Nach der Primärinfektion besteht eine latente, subklinische Infektion, die durch exogene oder endogene Faktoren reaktiviert wird, wenn die Immunabwehr geschwächt wird. Beispiele sind Viruswarzen und Herpes simplex.

4. *Hauttumoren:* Aufgrund der Exposition gegenüber exogenen Reizen und der hohen Zellproduktion weist die Haut eine besonders hohe Tu-

morrate auf. Das Maligne Melanom stellt, aufgrund der raschen Metastasenbildung, eine der aggressivsten Tumoren überhaupt dar. Grundlage ist eine maligne Entartung der Pigmentzellen (Melanozyten) der Haut, die durch UV-Licht, genetische und andere Faktoren sowie einem Versagen der Immunabwehr verursacht wird.

5. *Autoimmunmechanismen:* Aufgrund einer Störung von Kontrollmechanismen richtet sich das Immunsystem (insbesondere zytotoxische T-Lymphozyten) gegen körpereigenes Gewebe. Dieser Prozeß spielt bei eher seltenen, schweren und progredient verlaufenden Hauterkrankungen mit systemischem Befall, z.B. der Sklerodermie, eine Rolle. Ein ebenfalls durch Autoimmunmechanismen verursachter, begrenzter Haarausfall mit schubartigem Verlauf stellt die Alopecia areata dar, bei der sich ein von zytotoxischen Lymphozyten vermittelter Autoimmunprozeß gegen die Haarfollikel-Zellen richtet.

Juckreiz stellt ein Hauptsymptom vieler dermatologischer Störungen dar. Er zählt, aufgrund vieler neurophysiologischer Parallelen zum Schmerz, zur Nociception. Die zumeist sehr unangenehme Juckreizempfindung wird durch die Stimulation von freien sensiblen Nervenendigungen in der Haut erzeugt und durch Nervenbahnen an sensorische Zentren des Zentralnervensystems weitergeleitet. Die Auslösung kann durch chemische Mediatoren (u.a. Histamin) und Neuropeptide (u.a. Substanz P und endogene Opiate wie z.B. Endorphine) erfolgen, bei erniedrigter Juckreizschwelle auch durch ansonsten unterschwellige mechanische Reizung, physikalische oder chemische Stimulierung (Niebel, 1995). Die Intensität des wahrgenommenen Juckreizes hängt in starkem Maße auch von der psychischen Verarbeitung ab. Juckreiz ist zudem für die Chronifizierung von einigen Hautkrankheiten verantwortlich, indem er zumeist „reflexhaft" einen Kratzimpuls provoziert. Kratzen hemmt kurzfristig die Juckreizempfindung, verursacht jedoch Hautschäden, die mit Verzögerung wiederum auch die Juckreizempfindung steigern.

Parallelen zwischen Juckreiz und Schmerz

2.2 Ein Vulnerabilitäts-Streß-Modell psychischer Faktoren bei Hautkrankheiten

Eine Vielzahl theoretischer Modelle hat versucht, die Auslösung von körperlichen Krankheiten durch psychologische Faktoren zu erklären (Überblick s. Köhler, 1995). Die meisten dieser Erklärungsmodelle haben sich als untauglich erwiesen, da sie sich zu einseitig auf einzelne Konstrukte konzentriert haben. Angesichts der Erkenntnis, daß multifaktorielle Bedingungen zur Entstehung von körperlichen Krankheiten beitragen, läßt sich die Annahme von krankheitsspezifischen Persönlichkeitsfaktoren nicht mehr aufrechterhalten. Andererseits haben die Ergebnisse der Psychoimmunologie eindeutige Belege dafür erbracht, daß psychische Prozesse auf vielfältige Weise das Immunsystem beeinträchtigen und zur Auslösung körperlicher Krankheiten beitragen können.

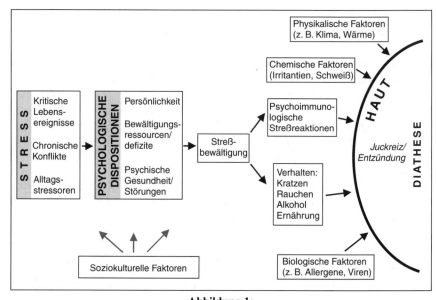

Abbildung 1:
Vulnerabilitäts-Streß-Modell: Psychologische Faktoren bei Hautkrankheiten

Aus heutiger Sicht stellt das Vulnerabilitäts-Streß-Modell das umfassendste Konzept dar (s. Abb. 1). Es geht davon aus, daß emotionale Belastungen und andere Faktoren die Entstehung oder den Verlauf von Krankheiten beeinflussen, wenn eine genetisch verankerte Disposition hierzu besteht.

● *Biologische Vulnerabilität*

Biologische Disposition genetisch verankert

Generell besteht bei den meisten Hautkrankheiten eine genetisch festgelegt Tendenz, auf unterschiedliche Reize mit verstärkten Symptomen von Juckreiz oder Entzündungsreaktionen zu reagieren. Ein Beispiel hierfür stellt die Atopie (Atopie = griech.: „ungewöhnlich erscheinende Erkrankung") dar, die eine Reaktionsbereitschaft bezeichnet, gegen Substanzen aus der natürlichen Umwelt, wie Gräserpollen, Hausstaub, Nahrungsmittel, Pilzsporen u. a. Überempfindlichkeiten vom Soforttyp zu entwickeln. Als atopische Erkrankungen werden Neurodermitis, Rhinitis allergica (Heuschnupfen) und Asthma bronchiale zusammengefaßt; diese Erkrankungen treten alternierend oder seltener gemeinsam bei den Erkrankten und familiär gehäuft auf.

24

● *Psychologische Vulnerabilitätsfaktoren*

Ungünstige Persönlichkeitsmerkmale und Bewältigungsstrategien können auf unterschiedliche Weise zur Auslösung von Krankheiten beitragen (Cohen, 1979): sie können zu einer Häufung von lebensverändernden Ereignissen führen, chronische Konfliktsituationen verursachen, psychische Belastungen und daraus resultierende körperliche Streßreaktionen verlängern bzw. verstärken und ungünstige Verhaltensgewohnheiten im Umgang mit belastenden Anforderungen begünstigen. In einer Reihe von Querschnittstudien mit Persönlichkeitsfragebögen wurde bei Neurodermitis-Patienten vor allem eine erhöhte Ängstlichkeit festgestellt; erhöhte Ängstlichkeit und Depressivität wurde auch von Patienten mit Psoriasis, Urtikaria, Alopecia areata, Vitiligo und Sklerodermie, sowie bei schweren Fällen von Akne und Herpes genitalis berichtet (Übersicht s. Welzel-Ruhrmann, 1995; Stangier & Ehlers, 2000; Erläuterungen zu den Störungen s. Tabelle 1, S. 5 u. 6). Auch wenn es sich hierbei eher um Symptome von Anpassungsstörungen als um Prädispositionen handelt, so können sie dennoch Krankheitssymptome verstärken oder auslösen. Allerdings sind solche ungünstigen Persönlichkeitsmerkmale nicht spezifisch für bestimmte Hautkrankheiten: keinesfalls kann man von einer „Neurodermitiker"- oder „Psoriatiker"-Persönlichkeit sprechen.

Keine krankheitsspezifischen Persönlichkeitsmerkmale

In gleicher Weise können auch Bewältigungsstile im Umgang mit psychischen Belastungen den Krankheitsverlauf ungünstig beeinflussen: so fand man bei Malignen Melanomen einen Zusammenhang zwischen der Langzeitprognose und einem „repressiven Bewältigungsstil", der durch eine Diskrepanz zwischen reduziertem („unterdrücktem") Erleben und erhöhtem Ausdruck negativer Emotionen in physiologischen und Verhaltensindikatoren gekennzeichnet ist (Fawzy et al., 1993).

Die Auswirkungen von psychischen Störungen auf Hautkrankheiten wurden bislang wenig untersucht. Eine sorgfältig kontrollierte Studie zeigt, daß die Komorbidität von Angststörungen bei Allergien erhöht ist; umgekehrt treten bei Patienten mit Angststörungen auch vermehrt allergische Krankheiten auf (Schmidt-Traub & Bamler, 1997).

● *Kritische Lebensereignisse und Alltagsbelastungen*

Retrospektive Befragungen von Personen mit Neurodermitis, Psoriasis, chronischer Urtikaria, Alopecia areata und Herpes-Infektionen weisen darauf hin, daß belastende lebensverändernde Ereignisse dem Krankheitsausbruch oder Krankheitsschüben unmittelbar vorausgingen. Zusätzlich konnte man vor allem bei Personen mit Neurodermitis und chronischer Urtikaria nachweisen, daß alltägliche Belastungen (sog. „daily hassles") mit Verschlechterungen der Hautsymptomatik, insbesondere verstärktem Juckreiz, einhergehen (Stangier, 1995).

Auslöser: Lebensveränderungen und Alltagsstressoren

25

● Psychoimmunologische Streßreaktionen

In den letzten Jahren mehren sich auch Erkenntnisse darüber, auf welche Weise psychoimmunologische Mechanismen den Einfluß emotionaler Belastungen auf die Symptome von Hautkrankheiten erklären können. Es gibt gute Belege dafür, daß bei chronisch-entzündlichen Hautkrankheiten vermutlich die Wechselwirkung systemischer und lokaler Dysfunktionen unter Streß zu einer Fehlregulation des kutanen Immunsystems, insbesondere der Mastzellen, führt, die für die Auslösung von Entzündungsreaktionen verantwortlich sind (Münzel, 1999). So fand man bei Patienten mit Neurodermitis (Buske-Kirschbaum et al., 1997) wie auch Psoriasis (Schmid-Ott et al., 1998) unter standardisierter Belastung eine erniedrigte Ausschüttung von Cortisol, die auf eine gestörte Aktivität der Hypothalamus-Hypophysen-Nebennierenrinden-Achse hinweist. Darüber hinaus konnte bei Neurodermitis-Patienten unter Streß auch eine Fehlregulation der Ausschüttung von Interleukinen aus verschiedenen T-Lymphozyten-Subpopulationen nachgewiesen werden (Schmid-Ott et al., 2001). Alternativ zu dieser Kaskade von endokrinen und immunologischen Fehlregulationen könnten auch aus freien Nervenendigungen unter Belastung verstärkt Neuropeptide wie z. B. Substanz P (Singh et al., 1999) oder Neutrophine wie z. B. den nerve growth factor (Niemeier, Kupfer, Köhnlein et al.,1999) freigesetzt werden, die wiederum Entzündungs- und Juckreiz-Reaktionen bei Psoriasis und Neurodermitis auslösen können.

(Randnotiz: Wechselwirkung Streßhormone, Immunsystem und Haut)

(Randnotiz: Neuropeptide unter Streß in Haut freigesetzt)

● Verhaltensfaktoren mit Einfluß auf den Hautzustand

Die Haut wird nicht nur über belastungsbedingte vegetative, immunologische und endokrine Körperreaktionen beeinflußt, sondern ist auch direkten Manipulationen ausgesetzt (Münzel, 1999).

● Kratzen

Kratzen ist ein zentraler behavioraler Faktor in der Aufrechterhaltung von Neurodermitis und anderer juckender Dermatosen. Kratzen wird primär durch intensiven Juckreiz ausgelöst und stellt vermutlich einen angeborenen Reflex dar. An der Verstärkung und Ausweitung von Kratzen zu einem klinisch bedeutsamen Problem sind jedoch auch Lernprozesse entscheidend beteiligt (s. Abb. 2):

(Randnotiz: Kratzen wird durch Lernprozesse verstärkt)

– Kratzen hemmt kurzzeitig die Juckreizempfindung. Dieser subjektiv äußerst angenehme Effekt wird als negative Verstärkung des Kratzens aufgefaßt (sog. „zwanghaftes" oder „suchtartiges" Kratzen). Die verzögert eintretenden Schädigungen des Hautgewebes und Verschlechterung des Hautzustandes werden jedoch nicht verhaltenswirksam.

– Die kratzbedingten Schäden intensivieren zusätzlich den auslösenden Juckreiz, hierdurch wird wiederum noch stärkeres Kratzen notwendig, um den Juckreiz zu unterdrücken, etc. Dieser positive Feedback-Mechanismus trägt zu einer Aufschaukelung von Juckreiz und Kratzen bei (sog. „Juckreiz-Kratz-Zirkel").

- Kratzen kann auch durch andere Stimuli als Juckreiz ausgelöst werden, z. B. durch Spannungssituationen, Langeweile oder unterschwellige Hautsensationen („automatisiertes" bzw. „gewohnheitsmäßiges" Kratzen). Diese Ausweitung wird durch klassische Konditionierung erklärt. Die leicht Konditionierbarkeit von Kratzen auf neutrale Reize ist experimentell belegt (Jordan & Whitlock, 1972).
- Juckreiz und Kratzen werden maßgeblich auch durch kognitive Verarbeitungsprozesse gesteuert (s. Kap. 2.3).

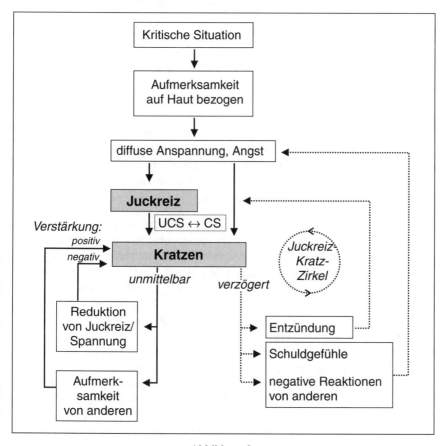

Abbildung 2:
Lerntheoretisches Modell zur Aufrechterhaltung von Kratzen

● *Andere behaviorale Faktoren*

Auf indirektem Wege haben auch Substanzkonsum (Rauchen und Alkoholkonsum) einen schädlichen Einfluß auf den Hautzustand. Bei Psoriasis wurde ein erhöhter Alkoholkonsum wie auch eine erhöhte Prävalenz von Alkoholismus berichtet (Ginsburg, 1995). Eine unzureichende Hautpflege (z. B. mangelnde Rückfettung bei Neurodermitis) kann ebenfalls den Krankheitsverlauf ungünstig beeinflussen. Auch eine übertrieben negative Einstellung zu Cortison (sog. „Cortisonphobie"; Charman et al., 2000) erschwert bzw. verhindert eine angemessene Behandlung.

2.3 Erklärungsmodelle zur Entstehung von Anpassungsstörungen bei Hautkrankheiten

Chronische körperliche Krankheiten sind mit vielfältigen belastenden Folgen verbunden: Irreversibilität oder Progredienz und Unvorhersagbarkeit des Krankheitsverlaufs, eingeschränktes körperliches Wohlbefinden, reduzierte Leistungsfähigkeit, Abhängigkeit von medizinischen Spezialisten, häufige Hospitalisierung und Trennung von Angehörigen, Einschränkung sozialer Rollenerfüllung, Veränderungen im Selbstkonzept, eingeschränkte Lebenserwartung bzw. Todesgefahr, etc. Nach dem transaktionalen Streßmodell von Lazarus (Lazarus & Folkman, 1984), stellen diese Belastungen eine Bedrohung der Handlungsfähigkeit des Kranken dar, die der Kranke durch problembezogene und emotionsbezogene Bewältigungsreaktionen (engl. „coping") zu überwinden versucht.

Belastungen durch Hautkrankheiten unterschätzt Die physischen, psychischen und sozialen Belastungen von Hautkrankheiten werden, aufgrund des Fehlens lebensbedrohlicher Symptome, häufig unterschätzt. Untersuchungen zeigen jedoch, daß Hautkranke ein vergleichbares Ausmaß an psychischer Belastung erleben wie Personen mit anderen, hinsichtlich der körperlichen Folgen schwerwiegenderen Krankheiten (Diabetes, Arthritis, Dialyse-pflichtige Nierenerkrankungen und sogar Krebs). Die Ursachen für diese Belastungen liegen teilweise in sehr spezifischen Problemen: die soziale Stigmatisierung und das negative Körperkonzept aufgrund der sichtbaren Hautsymptome, der Juckreiz-Kratz-Zirkel. Belastungsfaktoren, die bei schweren chronischen Krankheiten auftreten (s. Broda & Muthny, 1990), sind für die meisten chronischen Hautkrankheiten weniger typisch; Ausnahmen sind die Lebensbedrohung beim Malignen Melanom oder die zunehmenden Schmerzen, internistischen Komplikationen und Immobilität bei der Progressiven Systemischen Sklerodermie.

Hautkrankheiten bedrohen Selbst, Wohlbefinden, soziale Beziehungen Abbildung 3 stellt ein Modell vor, das Anpassungsstörungen als das Ergebnis ungünstiger Bewältigung einzelner Belastungsfaktoren illustriert. Es geht davon aus, daß die Krankheitssymptome und deren Folgen als Bedrohung des Wohlbefindens (durch Juckreiz), des Selbstkonzepts (aufgrund eines negativen Körperkonzeptes) oder der sozialen Integrität (aufgrund von Stigmatisierung) erlebt werden. Versagen die individuellen Möglich-

28

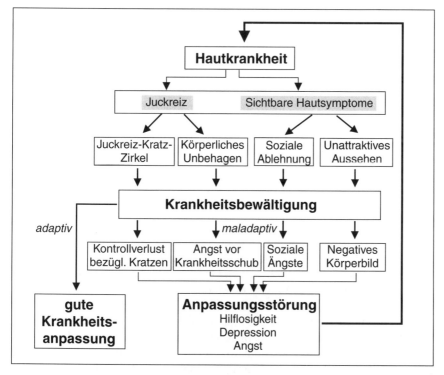

Abbildung 3:
Modell zur Entstehung von Anpassungsstörungen bei Hautkrankheiten

keiten, die Bedrohung, z. B. durch aktives Problemlösen oder Neubewertung, zu reduzieren, tritt subjektiv das Erleben von Kontrollverlust und Hilflosigkeit ein.

● *Soziale Stigmatisierung[2]:*

Hautkranke werden nicht selten mit negativen sozialen Reaktionen auf ihre sichtbaren Hautveränderungen konfrontiert, die sich zum einen in ästhetischer Abneigung bis hin zu Ekel, zum anderen in zumeist unbegründeten Ängsten vor Ansteckung äußern (Schmid-Ott, 1999). Diese Reaktionen sind durch die jahrhundertealte Assoziation von Hautsymptomen mit lebensbedrohlichen Infektionserkrankungen, z. B. Lepra und Pest, sowie Geschlechtskrankheiten wie auch in heutiger Zeit AIDS, geprägt und möglicherweise evolutionär vorgebahnt. Hautkranke erleben somit stigmatisierende Reaktionen von Hautgesunden, die von Mitleid, ambivalenter Zu-

Stigma aufgrund ästhetischer Abneigung oder Angst vor Ansteckung

---

[2] Stigma = Zeichen; Goffman (1963) beschrieb erstmals aus soziologischer Sicht die gesellschaftlichen Ausgrenzungsreaktionen auf Personen mit abweichenden Merkmalen wie auch die Strategien der Betroffenen, diese Ausgrenzung zu bewältigen.

rückhaltung und Distanzierung bis hin zu offener Abweisung reichen. Diese zeigen sich im persönlichen Bereich (besonders in der Sexualität), aber nicht selten auch in einer Diskriminierung im öffentlichen Leben, z. B. am Arbeitsplatz (Finlay & Coles, 1995).

Gelingt es dem Betroffenen nicht, dieser Stigmatisierung durch selbstsicheres Verhalten und mit einem stabilen, positiven Selbstkonzept zu begegnen, können Ängste, von Hautgesunden in der Öffentlichkeit auf feindselige Weise „angestarrt" und abgelehnt zu werden, entstehen. Hieraus resultieren teilweise phobische Vermeidungstendenzen, die aber in der Regel auf kritische Situationen begrenzt bleiben, wie z. B. Kontakt mit Fremden, Sauna, Schwimmbad, oder sexuelle Aktivitäten (Ginsburg, 1995).

● *Negatives Körperkonzept*

**Attraktivitäts-
verlust** Durch die Hauterscheinungen fühlen sich Hautkranke in ihrer Attraktivität beeinträchtigt und weisen ein negatives Körperkonzept auf (veranschaulicht in einigen Kurzgeschichten von Updike, 1976). Das Ausmaß der subjektiven Beeinträchtigung hängt einerseits von der Lokalisation und morphologischen Merkmalen ab, wie z. B. bei Psoriasis die silbrig-weißen Schuppen auf deutlich geröteter Haut oder bei Akne die entzündlichen Pusteln und Narben. Andererseits spielen auch hohe Standards in der Bewertung des eigenen Verhaltens und Aussehens eine wichtige Rolle (Wessley & Lewis, 1989). Darüber hinaus kann auch eine übermäßige Beschäftigung mit dem Makel zu einer Überbewertung der Beeinträchtigung führen. Z. B. wird die Aufmerksamkeit völlig auf die Krankheit konzentriert, wenn die sichtbaren Hautsymptome permanent vor dem Spiegel kontrolliert werden. Als Folge einer solchen „Präokkupation", einer übermäßigen Beschäftigung mit dem Aussehen, und einer erhöhten Vigilanz gegenüber sozialer Abwertung entwickeln Patienten die Überzeugung, durch die Krankheit „entstellt" zu sein, und ziehen sich aus kritischen sozialen Situationen zurück (Finlay & Coles, 1995). Die Folge sind ängstliche oder depressive Symptome, die rückwirkend wiederum den Hautzustand beeinträchtigen und in einen Teufelskreislauf von sich gegenseitig aufschaukelnden körperlichen Symptomen und Anpassungsproblemen münden (Stangier & Ehlers, 2000).

● *Kontrollverlust bezüglich Juckreiz und Kratzen*

Bei chronischen Krankheiten sind viele Einflußfaktoren nicht bekannt oder nicht beeinflußbar, oder diese sind so vielfältig, daß sich der Verlauf chronischer Krankheiten nur begrenzt beeinflussen läßt. Die Betroffenen fühlen sich der Krankheit und ihren körperlichen, psychischen und sozialen Folgen ausgeliefert.

Bei Hautkrankheiten, insbesondere Neurodermitis, betrifft dieser Kontrollverlust vor allem Juckreiz und Kratzen. Intensiver Juckreiz stellt eine ex-

30

trem unangenehme Körperempfindung dar, der sogar Schmerzen vorgezogen werden. Zudem können sich Juckreiz und Kratzen in einem Teufelskreislauf gegenseitig zu exzessiven Juckreiz-Kratz-Zirkeln aufschaukeln, denen sich der Betroffene hilflos ausgeliefert fühlt. Aufgrund der Unkontrollierbarkeit von Kratzen stellen sich häufig eine Angst vor der nächsten Juckreizattacke, analog der Angst vor Schmerz, und „katastrophisierende" Kognitionen ein (Ehlers, Stangier, Dohn, & Gieler, 1993). Aufgrund einer solchen Erwartungshaltung und selektiven Aufmerksamkeit für Juckreiz steigt wiederum das Risiko seines Auftretens (Münzel, 1999). Juckreiz und Kratzen sowie deren kognitive Verarbeitung können in einen circulus viciosus münden, der durch hypochondrische Selbstbeobachtung, Angst vor Ausbreitung der Krankheit und Hilflosigkeit gekennzeichnet ist.

Teufelskreislauf von Juckreiz und Kratzen

- *Eltern-Kind-Interaktion*

Ausgehend von methodisch fragwürdigen Studien, wurde lange Zeit die Hypothese aufrechterhalten, daß eine abnorme Mutter-Persönlichkeit eine Ursache der Krankheit darstellt. Es konnten jedoch in methodisch gut kontrollierten Studien keinerlei Hinweise auf Abweichungen in Persönlichkeitsmerkmalen oder Erziehungsstil gefunden werden, oder diese hingen deutlich mit der Chronizität der Neurodermitis und den hieraus erwachsenden Belastungen für die Eltern zusammen (Langfeldt, 1995).

Besonders gravierend sind diese Belastungen im Umgang mit dem Kratzen des Kindes, das bei vielen Eltern Hilflosigkeit, Schuldgefühle oder Aggression auslöst. Die Reaktionen der Eltern beeinflussen wiederum in erheblichem Maße das Ausmaß des Kratzens (Hünecke & Krüger, 1996). Kontrollierende oder gar bestrafende Maßnahmen führen, aufgrund des hiermit einhergehenden Spannungsanstiegs und des anhaltenden Kratzbedürfnisses, zu einem verstärkten Kratzen. Es stellt sich somit ein Teufelskreislauf von Juckreiz und Kratzen des Kindes und negativen Reaktionen der Eltern ein, der die Eltern-Kind-Interaktion erheblich belasten kann (Ehlers et al., 1994).

Neurodermitis des Kindes große Belastung für Eltern

Durch die Notwendigkeit einer täglichen und dem Hautzustand angepaßten Hautpflege, die zunächst gänzlich von der Mutter übernommen werden muß, entsteht die Gefahr einer Abhängigkeit des Kindes in diesem Bereich. Gelingt es den Kindern nicht, die Hautpflege wie auch die Bewältigung der sozialen Folgen zunehmend selbständiger anzugehen, so wächst die Wahrscheinlichkeit späterer Hilflosigkeit, sozialer Ängste und Anpassungsstörungen (Warschburger, 1996).

2.3 Erklärungsmodelle zur Körperdysmorphen Störung

Aufgrund des relativ späten Interesses an der Störung sind bislang nur wenige Erklärungsansätze zur Entstehung der Störung vorgebracht worden. Insbesondere wahrnehmungs- und sozialpsychologische Konzepte könnten einen wichtigen Beitrag zum Verständnis der Störung liefern, sind jedoch – möglicherweise aufgrund der großen Subjektivität in der Beurteilung des Aussehens – noch nicht auf die Körperdysmorphe Störung angewandt worden.

Serotonerge Dysfunktion

- Neurobiologische Hypothese: Eine Theorie lautet, daß die Körperdysmorphe Störung zu einem Spektrum der Zwangsstörungen gehört, deren neurobiologische Grundlage in einer Störung des Serotoningleichgewichts liegt. Zu dem Spektrum werden u. a. auch Hypochondrie, Eßstörungen und Störungen der Impulskontrolle gezählt. Als Belege für dieses Erklärungsmodell werden phänomenologische Ähnlichkeiten, hohe Komorbidität untereinander und mit affektiven Störungen, ein gehäuftes Auftreten in Familien und die Ansprechbarkeit auf selektive Serotoninwiederaufnahme-(SSR-) Hemmer genannt (Phillips et al., 1995).

Übermäßige Sensibilität für Ästhetik

- „preparedness": Als eine ebenfalls biologisch determinierte Disposition wurde eine erhöhte „Ästhetikalität" (Harris, 1982), eine erhöhte Sensibilität für ästhetische Proportionen, gesehen. Es wird angenommen, daß ein evolutionär verankertes Bedürfnis nach Symmetrie, Größe oder Proportionalität bestimmter Körperteile bei Personen mit Körperdysmorpher Störung übersteigert ist.

Fehlerhafte Wahrnehmung und Bewertung

- Kognitiv-behaviorale Erklärungsansätze stellen fehlerhafte Wahrnehmungs- und Bewertungsprozesse bezüglich des eigenen Aussehens in den Vordergrund (Veale, Gournay et al., 1996). Im Mittelpunkt der Modelle steht die Überbewertung des Aussehens, die z. B. durch Erfahrungen in Kindheit oder Adoleszenz sowie kulturelle Faktoren entstanden ist.

Hänseleien und Schönheitsideale

- Zusätzlich werden als prädisponierende Faktoren die Erfahrung von negativen Kommentaren und Hänseleien bezüglich Aussehen, soziokulturelle Faktoren (durch Zeitschriften, Mode, Fernsehen etc. vermittelte gesellschaftliche Schönheitsideale) sowie prämorbide, v.a. zwanghafte Persönlichkeitsstrukturen genannt (Phillips et al., 1993).

Diese Faktoren werden in einem informationstheoretischen Modell von Stangier und Gieler (1997) integriert, das Wahrnehmungsprozesse, kognitive Schemata sowie affektive und behaviorale Komponenten umfaßt (s. Abb. 4). Ursachen der Fehlverarbeitung des Aussehens sind eine selektive Aufmerksamkeit und fehlerhafte Wahrnehmungsprozesse, sowie eine verzerrte bildhafte Repräsentation bezüglich ästhetischer Merkmale. Dieser Fehlverarbeitung liegen kognitive Schemata zugrunde, die durch perfektionistische Vergleichsmaßstäbe und eine überhöhte Einschätzung der Wichtigkeit körperlicher Attraktivität gekennzeichnet sind. Die Kontrollrituale (Make-up, Sich im Spiegel überprüfen) sind ein Versuch, Kontrolle über den vermeintlichen Defekt zu erreichen, scheitern aufgrund der begrenzten Manipulierbarkeit des Aussehens jedoch. Die Folgen sind depressive Symptome, Hoffnungslosigkeit und suizidale Tendenzen.

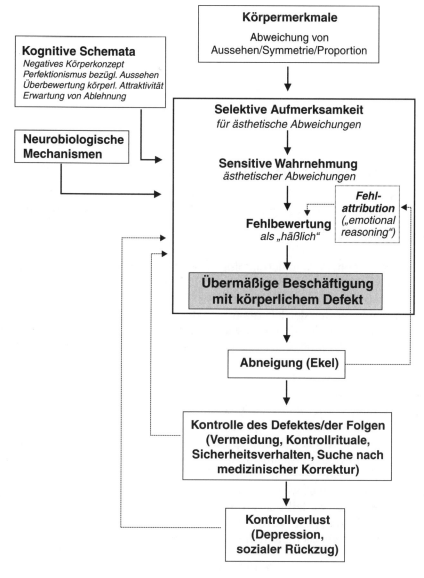

Abbildung 4:
Modell zur Entstehung der Körperdysmorphen Störung

33

Der Mangel an Einsicht und die teilweise wahnhafte Fixierung lassen sich durch gegenseitige Aufschaukelung (positive Rückkopplung) von Verhaltens- und emotionalen Reaktionen und kognitiven Verzerrungen erklären. Z. B. führt die exzessive Selbstexposition vor dem Spiegel vermutlich zu einer zunehmenden Desintegration der Körperwahrnehmung: das Spiegelbild ist mit einer statischen Perspektive verbunden, in der das betroffene Merkmal als isoliertes Detail aus dem Bezugssystem des Körperkonzeptes herausgelöst wird. Das Vermeidungsverhalten stabilisiert die Überzeugung, entstellt zu sein, indem korrigierende Informationen augeschlossen werden. Eine weitere Rückkopplung könnte durch die Fehlattribution emotionaler Reaktionen entstehen, indem ein Gefühl der Abneigung als Beweis für häßliches Aussehen erlebt wird (sog. emotional reasoning).

3 Diagnostik und Indikation

3.1 Überweisung zur Psychotherapie durch den behandelnden Arzt

Obwohl ein hoher Anteil dermatologischer Patienten behandlungsbedürftige psychische Probleme aufweist, ist die Behandlungsmotivation eher an den somatischen Behandlungsangeboten als an Psychotherapie orientiert. Hierdurch kann sich der Übergang von der dermatologischen zur psychotherapeutischen Behandlung schwierig gestalten. Die Anregung zum Aufsuchen eines Psychotherapeuten ist nur sinnvoll, wenn der Patient einen solchen Vorschlag akzeptieren kann. Die Psychotherapiemotivation hängt jedoch nicht nur vom „Leidensdruck" ab, sondern auch von dem subjektiven Erklärungsmodell hinsichtlich der Krankheitsursachen (sog. Krankheitskonzept) sowie günstigen Erwartungen (und Erfahrungen) hinsichtlich der Wirksamkeit von Psychotherapie. Häufig kann nicht von einem angemessenen Krankheitskonzept ausgegangen werden, sondern dieses muß im Rahmen der organmedizinischen Versorgung erst geschaffen werden. Hierbei handelt es sich um einen Prozeß der zunehmenden Einsicht in die Zusammenhänge zwischen somatischen Beschwerden und psychischen Problemen. Das Modell der Veränderungsstadien von Prochaska, DiClemente und Norcross (1992) ist ein hilfreiches Konzept, um verschiedene Stadien der Psychotherapiemotivation zu unterscheiden:

1. *Vor-Bewußtheit („pre-contemplation"):* In diesem Stadium wird die mögliche Bedeutung des psychischen Faktors für seine Hauterkrankung nicht bewußt wahrgenommen, so daß ein direktives, konfrontatives Vor-

gehen ungünstig ist. In dieser Phase besteht die Hauptaufgabe des Arztes

- in der Vermittlung von Informationen zur Bedeutung psychischer Faktoren (Vorbereitung eines differenzierten Krankheitskonzeptes) und
- das Erkennen und Ansprechen von Belastungen (empathische Grundhaltung),
- behutsames Hinterfragen problematischer Verhaltensweisen.

2. *Bewußtheit ("contemplation"):* Erst wenn der Patient die mögliche Bedeutung psychologischer Faktoren für die Krankheit und Kosten und Nutzen einer Veränderung abwägt, kann der Arzt gezielter auf eine Psychotherapie vorbereiten:

Stadium der Veränderungsmotivation muß berücksichtigt werden

- Herausstellen von Gründen für Veränderungen/Risiken bei Nicht-Veränderung
- Schaffen von Optimismus, daß eine Veränderung möglich ist.

3. *Entscheidungsfindung:* Erst wenn sich der Patient dafür entscheidet, aktive Schritte zur Veränderung zu unternehmen, kann die konkrete Empfehlung einer Psychotherapie ausgesprochen werden. Gegebenenfalls wird es notwendig sein, auch Vorurteile über den Ablauf von Psychotherapie zu korrigieren und konkrete Hilfe bei der Vermittlung zu geben. So sollten auch Namen und Telefonnummern von Psychotherapeuten bzw. Psychotherapeutischen Ambulanzen bereitstehen, die eine qualifizierte Behandlung anbieten können. Unterschiedliche Therapieschulen stützen sich hierbei auf unterschiedliche Strategien. Die im folgenden Kapitel dargestellten Behandlungskonzepte können vor allem von Psychotherapeuten angeboten werden, die eine Ausbildung in Verhaltenstherapie durchlaufen haben.

4. *Handlungsaktivierung:* Im Rahmen einer Psychotherapie werden vom Patienten neue Verhaltensweisen ausprobiert und Veränderungen vollzogen. In dieser Phase besteht die Aufgabe des Arztes in einer unterstützenden und nicht-einmischenden Begleitung der Therapie.

5. *Aufrechterhaltung:* Auch nach Beendigung einer Psychotherapie sollte der Arzt den Patienten darin unterstützen, Rückfälle in frühere Verhaltensmuster wahrzunehmen und die in der Psychotherapie erworbenen neuen Bewältigungsfähigkeiten umzusetzen.

Stadien der Psychotherapie-Motivation nach Prochaska et al. (1992)

1. Vor-Bewußtheit psychischer Faktoren

2. Bewußtheit psychischer Faktoren

3. Entscheidungsfindung für Veränderung/Psychotherapie

4. Handlungsaktivierung

5. Aufrechterhaltung

3.2 Indikation zur Psychotherapie

In der Praxis kann eine erste Problemklärung vom Dermatologen oder Hausarzt ausgehen. Die Indikation zur Psychotherapie setzt jedoch eine behandlungsbedürftige Störung (s. Tabelle 2, S. 8) voraus, die in der Regel der Psychotherapeut stellt. Die Frage, welche schulenspezifische Methode bei welcher Störung am effektivsten ist (differentielle Indikation), läßt sich derzeit nur bei einem Teil der Störungen wissenschaftlich begründet beantworten. Aufgrund bisher durchgeführter kontrollierter Behandlungsstudien stellen psychologischen Therapien die wirksamsten Behandlungsmethoden dar bei:

1. Psychologische Faktoren/Verhaltenseinflüsse (insbes. Angst und Depression, Körperliche Streßreaktionen, Kratzen) bei Neurodermitis, Psoriasis und Herpes;
2. Anpassungsstörungen (bei entstellenden Dermatosen, sozialen Ängsten und inadäquater Krankheitsverarbeitung);
3. Störungen der Impulskontrolle (exzessives Kratzen, zwanghaftes Ausquetschen von Akne-Pusteln sowie Trichotillomanie);
4. Körperdysmorphe Störung, nicht wahnhafter Subtyp.

Abgrenzbares Problem und Veränderungsmotivation günstig

Günstige Faktoren für eine verhaltenstherapeutische Behandlung stellen folgende Faktoren dar (Stangier & Gieler, 2000): Das Zielproblem besteht in einem abgrenzbaren Problemverhalten; es liegen ein veränderungsorientiertes Erklärungsmodell und Behandlungserwartungen vor; es besteht eine ausreichende Bereitschaft zur Kooperation; das Therapieziel besteht eher in einer Verbesserung der Bewältigung von Problemen als einer Klärung der Genese. Zu berücksichtigen ist jedoch auch, daß die Persönlichkeit des Patienten und des Therapeuten eine nicht zu vernachlässigende Rolle für den Erfolg einer Therapie spielen.

Dermatologische Therapie bei somatoformen Störungen problematisch

Besonders schwierig ist die Indikation für dermatologische und andere medizinische Behandlungsmaßnahmen bei somatoformen Störungen einzuschätzen. So dürften ein beträchtlicher, zumeist unentdeckter Anteil der Patienten, die kosmetisch relevante Behandlungsmethoden wie operative (Dermabrasion, peeling, Liposuktion/-plastik) und physikalische Therapieansätze (Laser) fordern, eine Körperdysmorphe Störung aufweisen. Auch die unkontrollierte, exzessive Benutzung von Cortison („Cortisonsucht") kann auf eine Körperdysmorphe Störung hinweisen. Es sollte hervorgehoben werden, daß insbesondere bei der Körperdysmorphen Störung, aber auch bei anderen somatoformen Störungen, eine dermatologische Behandlung in erster Linie nicht indiziert ist. Als kontraindiziert gelten Maßnahmen der kosmetischen Chirurgie oder eine differentielle dermatologische Behandlung, wenn eine ausgeprägte Fixierung auf die vermeintliche Entstellung besteht und gleichzeitig kein Defekt objektivierbar ist. Bei sorgfältiger psychologischer Diagnostik kann jedoch eine wirkstofffreie oberfläch-

36

liche Therapie sinnvoll sein, um die Beziehung zum Patienten aufzubauen und diesen im Rahmen einer psychosomatischen Grundversorgung auf eine gezieltere psychologische Unterstützung vorsichtig vorzubereiten.

Bei Vorliegen eines wahnhaften Subtyps der Körperdysmorphen Störung ist eine psychopharmakologische Behandlung, zumindest initial zur Reduktion der wahnhaften Fixierung, indiziert. Allerdings ist die Entscheidung nicht einfach, da sich Phasen der Einsicht mit Phasen einer wahnhaften Fixierung abwechseln bzw. Übergangsformen von Wahn bestehen können.

3.3 Exploration und Eingangsdiagnostik

3.3.1 Vorgehen bei Hautkrankheiten

Hautkrankheiten zeigen hinsichtlich Störungsbilder und Verläufe eine große Variabilität; deshalb ist es erforderlich, daß der Psychotherapeut zunächst ausreichende Informationen über die individuelle Symptomatik sammelt.

Im Anschluß wird zu klären sein, ob eine psychische Störung im Sinne des ICD-10 vorhanden ist und wie ggf. vorhandene psychische Probleme mit einer Krankheit zusammenhängen. Unter Umständen können sich aufgrund der Schwere oder des Verlaufs der Krankheit eindeutige Hinweise auf die Diagnose (z. B. Sklerodermie → Anpassungsstörung) ergeben. Da bei den meisten chronischen Hautkrankheiten sowohl psychische Einflußfaktoren als auch psychische Folgebelastungen in Frage kommen, sind beide Aspekte gesondert zu explorieren.

Übersicht: Exploration und Eingangsdiagnostik bei Hautkrankheiten
1. Krankheitsanamnese und Behandlungserfahrungen

2. Exploration von Psychologischen Einflußfaktoren
   – Krankheitsverlauf/Belastungsfaktoren im letzten Jahr
   – Krankheitsmodell und Behandlungserwartungen

3. Exploration von Problemen in der Krankheitsanpassung
   – Einschränkung der Lebensqualität
   – Negatives Körperkonzept/soziale Ängste aufgrund stigmatisierender Hautsymptome
   – Umgang mit Juckreiz und exzessivem Kratzen; Schmerzen
   – Kontrollverlust, Angst-/depressive Symptome
   – Therapierational: Aufbau von Selbstsicherheit/Abbau von Hilflosigkeit

Krankheitsanamnese und Behandlungserfahrungen

Zu Beginn werden solche anamnestische Daten zum Krankheitsverlauf abgeklärt, die auch für die psychologische Diagnostik relevant sind (s. Karte „Krankheitsanamnese" im Anhang). Es empfiehlt sich, in die Exploration somatischer Faktoren auch Suchtmittel (Alkohol, Rauchen, Medikamente) einzubeziehen. Besonders detailliert sollte auf vorangegangene psychotherapeutische und psychiatrische Behandlungen eingegangen werden (Institution, Dauer, Anlaß). Durch gezieltes Fragen sollte jedoch vermieden werden, daß die Patienten zu ausgedehnte, für die Psychotherapie weniger relevante Darlegungen der Krankheitssymptome und -geschichte geben.

Gezielte Fragen zur Krankheit

Fallbeispiel für Psychologische Faktoren und Verhaltenseinflüsse bei Neurodermitis

Ein 30jähriger Ingenieur sucht eine psychologische Therapie wegen Anspannung, Ängste und Deprimiertheit auf. Zusätzlich leidet er psychisch stark unter einer Neurodermitis mit starkem und generalisiertem Körperbefall, die mit intensivem Juckreiz einhergeht. Drei stationäre Aufenthalte sowie die permanente Anwendung von Cortison zeigten keinerlei nachhaltigen Effekt. Sein Hautarzt war der Meinung, daß die Neurodermitis „psychosomatische Ursachen" habe, der Patient selbst sah hierfür „keine eindeutigen Belege". Aktueller Anlaß für die Therapie war eine monatelang hinausgezögerte Entscheidung, in ein Haus in unmittelbarer Nachbarschaft der Mutter umzuziehen; dies erwartete die Mutter, die das Haus deshalb erworben hatte, während die Ehefrau dagegen war. Der Patient fühlte sich hilflos, in dieser Konfliktsituation eine Entscheidung zu treffen. Hierdurch kam es zu einem chronisch erhöhten Anspannungsniveau sowie einer dauerhaften Verstärkung von Juckreiz und Hautsymptomen. Darüber hinaus war ein wesentliches Problem das exzessive Kratzen des Patienten (laut Selbstbeobachtungs-Protokoll ca. 15mal/Tag); dieses war besonders stark am Arbeitsplatz, wenn sich der Patient über die Unzuverlässigkeit von Mitarbeitern ärgerte, wie auch am Abend, wenn er nach Hause kam und mit seiner Frau redete oder seine Mutter besuchte. Teilweise zog er sich zum Kratzen zurück (suchte z. B. die Toilette auf) und kratzte, „bis das Blut spritzt". Kurzfristig spürte er dann Erleichterung, verzögert verursachten jedoch die Hautschädigungen stärkeren Juckreiz und führten zu Komplikationen in der Behandlung (Superinfektion mit Herpes bei offensichtlich geschwächtem Immunsystem). Die Neurodermitis trat erstmals nach dem Studium auf, als er mit 24 Jahren seine erste Stelle antrat, aus dem Elternhaus auszog und mit seiner Freundin zusammenzog, die er vor zwei Jahren heiratete und die ein Kind erwartet. Er besucht regelmäßig die Mutter, mit der ihn eine „Haß-Liebe" verbindet, da sie ihn „immer noch einengt und kontrolliert". Er ist der einzige Sohn einer Witwe, zu der sich nach dem Tod des Vaters (Arbeitsunfall) und der Schwester (Hirnblutungen) seit seiner Jugend eine enge Bindung entwickelte.

38

Exploration von Psychologischen Faktoren und Verhaltenseinflüssen auf den Verlauf von Hautkrankheiten

Eine direkte Befragung des Patienten zu psychologischen Einflußfaktoren auf den Krankheitsverlauf ist nicht zu empfehlen, da die Informationen durch fehlerhafte Erinnerungen, durch eine eingeschränkte Wahrnehmung von psychischen Belastungen oder aufgrund sozialer Erwünschtheit erheblich verzerrt werden können. Deshalb sollten Krankheitsverlauf und psychologische Faktoren gesondert exploriert werden (s. Karte im Anhang), um einen Zusammenhang zu rekonstruieren. Keinesfalls sollte apriori dem Patienten ein Zusammenhang seiner Krankheit mit psychologischen Faktoren nahegelegt werden. In einer anschließenden Phase der Selbstbeobachtung können Hypothesen dann überprüft werden. Die Feststellung psychischer Symptome alleine reicht für die Diagnosestellung nicht aus; z. B. kann eine Angststörung bei einem Hautkranken bestehen, ohne daß diese zwangsläufig die Hautkrankheit beeinflußt oder deren Folge darstellen muß. Vielmehr muß eine zeitliche Koinzidenz feststellbar sein, die einen klinisch bedeutsamen Zusammenhang nahelegt.

Zeitlichen Zusammenhang rekonstruieren

Angaben des Patienten zu Auslösefaktoren sind subjektiv; sie sind eingebettet in einem persönlichen Erklärungsmodell der Krankheit, das vom wissenschaftlichen Erkenntnisstand erheblich abweichen kann. Daher sollte auch explizit besprochen werden, welche Ursachen nach Meinung des Patienten für die Krankheit verantwortlich sind. Hieraus leiten sich zumeist auch die Vorstellungen ab, welche Behandlungsstrategien für erfolgversprechend gehalten werden. Zu achten ist auf vereinfachende Krankheitskonzepte wie „Allergie" oder „ernährungsbedingt", „rein psychosomatisch", die einen Faktor unzulässig in den Vordergrund stellen (monokausale Verursachung). Solche inadäquaten Modelle gehen häufig auch mit unrealistischen Behandlungserwartungen, etwa die einer „Heilung", einher. Daher sollten in der Behandlung die Überzeugungen des Patienten hinsichtlich der Ursachen aufgegriffen und in ein multifaktorielles Krankheitskonzept überführt werden.

Einseitige Krankheitsmodelle sind ungünstig

Fragen zur Exploration Psychologischer Einflußfaktoren/ Verhaltenseinflüsse

A) „Wie ist der Verlauf der Hautkrankheit in den vergangenen 12 Monaten gewesen? Welche Faktoren waren Ihrer Meinung nach verantwortlich für die Verschlechterung?"

B) „Gab es im Verlauf des vergangenen Jahres besondere Veränderungen in Ihrer Lebenssituation? Zeiten, in denen sich Belastungen besonders zugespitzt haben? Dauerhafte zwischenmenschliche Konflikte oder eine Häufung von Alltagsbelastungen?"

Bei der Exploration werden Informationen zu folgenden Einflußfaktoren gesammelt: Psychische Störungen oder Symptome, ungünstige Persönlichkeitsmerkmale oder Bewältigungsstile, kritische Lebensereignisse, kumulierende Alltagsbelastungen, chronische Konflikte, Kratzen oder andere ungünstige Verhaltensgewohnheiten (z. B. Substanzkonsum).

C) „Nach wissenschaftlichen Erkenntnissen ist es möglich, daß Streß bzw. Belastungen den Krankheitsverlauf beeinflussen. Allerdings kann dieser Einfluß von Person zu Person unterschiedlich sein. Hat sich bei Ihnen in dieser Zeit die Hautkrankheit verschlechtert?"

D) Vorläufige Diagnose: *Zusammenhänge zwischen psychologischen Faktoren und Hautkrankheit sollten nicht alleine auf der subjektiven Sicht des Patienten beruhen und durch Selbstbeobachtung belegt werden. Merke: Psychische Störungen können auch ohne Zusammenhang mit einer Hautkrankheit bestehen!*

E) Abklärung von Krankheitsmodell und Behandlungserwartungen: „Welche Ursachen sind nach Ihrer Meinung für die Erkrankung verantwortlich? Welche Behandlungsformen sind nach Ihren Erfahrungen erfolgversprechend?"

Exploration von Anpassungsstörungen

Fragebögen zur Erfassung von Anpassungsstörungen

In der Regel lassen sich parallel zur Erfassung des Krankheitsverlaufs auch Anhaltspunkte für Probleme im Umgang mit krankheitsbedingten Belastungen ermitteln. Zur Konkretisierung der Problemschwerpunkte stellen Fragebögen eine wichtige Hilfe dar: mit Hilfe des Marburger Hautfragebogens (MHF; Stangier, Ehlers, & Gieler, 1996; s. Bestellcoupon im Anhang, S. 106) lassen sich spezifische Problembereiche ermitteln, während die Erfassung von depressiven und Angstsymptomen die SCL-90 erlaubt. Soweit keine Fragebogenergebnisse zur gezielteren Exploration herangezogen werden können, sollten folgende Bereiche detailliert erfragt werden (s. Karte „Exploration von Anpassungsstörungen" im Anhang).

Fallbeispiel für Anpassungsstörung bei Psoriasis vulgaris

Eine 36jährige Büroangestellte meldet sich zur psychotherapeutischen Behandlung wegen Ängsten und Depression an, die seit der Trennung von ihrem Partner vor 1½ Jahren bestehen würden. Er habe sie verlassen, nachdem er eine außereheliche Beziehung zu einer jüngeren Frau begonnen hätte. Zusätzlich leidet sie seit vier Jahren auch unter einer Schuppenflechte (Psoriasis), die sich nach der Trennung ausgebreitet habe und Kopfhaut, Ellenbogen, Bauch und Rücken befallen hat. Sie ist der Überzeugung, daß ihr Mann sie wegen ihrer „häßlichen" Hauterscheinungen verlassen habe; außerdem könne sie deshalb keinen neuen Partner mehr kennenlernen. Bis zur Trennung habe sie viele Kontakte gehabt und sei in

40

einem Tennis-Verein aktiv gewesen. Sie habe sich nun zurückgezogen und gehe auch nicht mehr zum Sport, aus Angst, beim Umkleiden bzw. Duschen auf ihre Schuppenflechte angesprochen oder angestarrt zu werden. Sie vermeide auch Sauna und Schwimmbad und trage langärmelige Blusen. Im Büro hätten einige Kolleginnen bereits Anspielungen auf ihre Hauterscheinungen gemacht, und sie befürchte, daß sie wegen der Psoriasis entlassen würde, da man sie Kunden nicht zumuten könne. Sie sei verzweifelt, weil alle Behandlungsversuche nur eine kurzfristige Linderung der Psoriasis gebracht hätten. Sie fühle sich der Krankheit, die aus ihrem Leben das einer Aussätzigen mache, ausgeliefert, und habe Angst vor einer weiteren Ausbreitung. Sie betrachte sich manchmal im Spiegel und stelle sich vor, daß sich jeder Mann, den sie neu kennenlernen würde, bei intimeren Kontakt vor ihr ekeln würde.

Bei stärker am organmedizinischen Krankheitsmodell orientierten Patienten stellen krankheitsbedingte organisatorische Einschränkungen im Alltagsleben einen günstigeren Ausgangspunkt für die Befragung dar, da diese nicht die Äußerung emotional belastender Aspekte erfordern. **Nach Einschränkungen im Alltagsleben fragen**

Probleme mit der Beeinträchtigung des äußeren Erscheinungsbildes werden von vielen Betroffenen als Tabu erlebt und nur mit sehr großer Scham angesprochen. Es ist daher einerseits sehr wichtig, in feinfühliger Weise auf die Schamgefühle Rücksicht zu nehmen, andererseits durch ein direktes Ansprechen der Probleme eine offene Gesprächsatmosphäre zu erleichtern (z. B. „Für viele Hautkranke ist es belastend, daß die Hautkrankheit sichtbar ist. Haben Sie das Gefühl, wegen der Hautkrankheit weniger attraktiv zu sein?"). **Rücksichtnahme auf Schamgefühle**

Die Einschränkung des Wohlbefindens durch Juckreiz (oder bei Hautkrankheiten seltener Schmerzen) wird häufig spontan als größte Belastung genannt, der sich viele Betroffene hilflos ausgeliefert fühlen. Neben diesem Aspekt der emotionalen Krankheitsbewältigung ist auch die Exploration von problembezogenen Bewältigungsansätzen von Juckreiz und Kratzen wichtig. Subjektive Angaben zur Häufigkeit und Ausmaß von Kratzen sollten durch Daten aus Selbstbeobachtungs-Protokollen (s. Anhang, S. 94) gestützt werden. Zusätzlich zu diesen spezifischen Problemen sollten generelle Symptome von Anpassungsstörungen wie hypochondrische Selbstbeobachtung und Präokkupation mit der Krankheit, Kontrollverlust, Angst oder Depressivität angesprochen werden. **Hilflosigkeit im Umgang mit Juckreiz**

Zum Abschluß der Exploration sollten die Problemschwerpunkte noch einmal benannt und in ein Erklärungsmodell integriert werden, aus dem sich dann auch die Ziele der Behandlung ableiten. Dabei sollte das Ausmaß an Problembewußtheit berücksichtigt werden. Z. B. können bei Patienten mit ausreichender Einsicht in die Probleme neben problembezogenen auch emotionsbezogene Aspekte der Krankheitsbewältigung angesprochen werden. Im folgenden sind beispielhafte Formulierungen aufgeführt; diese sind jedoch jeweils den individuellen Problemschwerpunkte anzupassen.

Zusamenfassung der Ergebnisse der Exploration und Therapierational
Entstellungserleben: „Durch die Hauterscheinungen und negative Reaktionen von anderen hierauf wird Ihr Selbstvertrauen beeinträchtigt. Ziel einer Psychotherapie ist es, das Selbstvertrauen zu stärken. Hierzu wird in einem Selbstsicherheitstraining systematisch eingeübt, sich in problematischen Situationen selbstsicherer zu verhalten. Zusätzlich werden selbstabwertende Gedanken verändert und eine positivere Einstellung zu sich selbst aufgebaut."
Kontrollverlust: „Aufgrund der großen Zahl möglicher Einflußfaktoren ist es schwierig, Einfluß auf den Verlauf der Hautkrankheit zu nehmen. Angesichts der negativen Auswirkungen können bisweilen große emotionale Belastungen entstehen, die mit Gefühlen von Hilflosigkeit und einer negativen Lebenseinstellung einhergehen können. In einer Psychotherapie wird die Fähigkeit verbessert, durch eigenes Verhalten den Krankheitsverlauf positiv zu beeinflussen (oder: Juckreiz und Kratzen stärker beeinflussen zu können). Ein weiterer Schwerpunkt liegt in der Verbesserung der Bewältigung der „praktischen" Probleme, die Hautkrankheiten verursachen, und der Entwicklung einer positiveren Lebenseinstellung."

Vorgehen bei neurodermitiskranken Kindern/Jugendlichen

Keine Stigmatisierung der Eltern

Prinzipiell läßt sich das dargestellte Vorgehen in der Exploration auch auf Jugendliche und ältere Kinder übertragen. Je jünger die Kinder sind, umso stärker wird der Therapeut die Eltern in die Therapie einbeziehen müssen. Ein zusätzlicher, häufig auch zentraler Faktor stellt die Interaktion der Kinder mit den Eltern dar. Nicht selten stehen die besonderen Anforderungen, die die Eltern, insbesondere die Mütter, zu bewältigen haben, im Vordergrund und stellen den wesentlichen Ansatzpunkt für psychotherapeutische Interventionen dar. Die Exploration bezieht sich auf problematische Situationen, in denen die krankheitsbedingten Interaktionsmuster besonders deutlich werden:

Exploration von Problemen bei Neurodermitis im Kindes-/Jugendalter
Schule/Freizeit:
– Ergeben sich aus der Neurodermitis Nachteile für die schulischen Leistungen?
– Wie reagieren die Mitschüler auf die Hautprobleme? Zieht sich das Kind aus Kontakten zurück und bleibt häufig zuhause?
– Besteht eine übermäßig enge Bindung an die Eltern?

Umgang mit Kratzen:
– Wie reagieren die Eltern auf das Kratzen?
– Versuchen sie, es zu unterbinden bzw. zu bestrafen?
– Reagieren sie mit Schuldgefühlen?
– Gibt es darin Unterschiede zwischen Vater und Mutter?
Belastungsfaktoren, die die Hautsymptomatik verstärken:
– Gab es Veränderungen in den Lebensumständen (Umzug, Schulwechsel) oder andere belastende Ereignisse?
– Gibt es dauerhafte innerfamiliäre Konflikte oder Partnerschaftsprobleme?
– Hat das Kind Schulangst?
– Läßt sich ein zeitlicher Zusammenhang mit Krankheitsschüben beobachten?
Informationsstand und emotionale Krankheitsbewältigung der Eltern:
– Haben sich die Eltern aktiv um Informationen zur Krankheit bemüht?
– Läßt sich ein unangemessenes Krankheitskonzept (z. B. „Allergie") oder Krankheitsverhalten („doctor-shopping") feststellen?
– Reagieren die Eltern auf Krankheitsschübe mit katastrophisierenden Gedanken, überzogenen Sorgen und depressiven Gefühlen?
Allgemeines Erziehungsverhalten:
– Wie stark bestimmen die Sorgen um die Krankheit des Kindes die Beziehung?
– Schirmen die Eltern das Kind zu sehr von Belastungen ab?
– Wird das Kind trotz Krankheit in seiner Selbständigkeit unterstützt?
– Führt die Krankheit zu einer Bevorzugung gegenüber Geschwistern?

3.3.2 Vorgehen bei der Körperdysmorphen Störung

In der Regel suchen Patienten mit Körperdysmorpher Störung eine Psychotherapie wegen komorbider Störungen, insbesondere Depression, Soziale Phobien oder andere Angststörungen auf. Erst im Verlauf der Therapie, bei Entwicklung einer vertrauensvollen therapeutischen Beziehung, wird der Patient dem Therapeuten in Andeutungen oder direkt Hinweise auf seine Belastung durch das Aussehen geben. Aufgrund der zumeist ambivalenten Einstellung gegenüber Psychotherapie ist ein sehr behutsames Vorgehen bei der weiteren Exploration erforderlich. Voraussetzung ist ein ausreichendes Vertrauen des Patienten, daß der Therapeut das subjektive Erleben eines entstellten Aussehens akzeptiert und als Ausgangspunkt einer gemeinsamen Arbeit sieht.

Körperdysmorphe Störung aus Scham verschwiegen

43

Fallbeispiel: Körperdysmorphe Störung

Eine 31jährige Medizin-Studentin wird in Psychotherapie überwiesen wegen „agitierter Depression". Sie gibt an, unter starken sozialen Ängsten und dem Gefühl zu leiden, „merkwürdig" zu sein", von anderen negativ beurteilt zu werden. Sie lebt sehr zurückgezogen und hat bislang noch keine Partnerschaft und auch noch keine sexuelle Erfahrung gehabt. Sie hat die Befürchtung, daß andere im Kontakt ihre „schlechten, abnormen Charaktereigenschaften" kennenlernen. Erst in weiteren Gesprächen eröffnet sie, daß sie am meisten unter ihren „ekligen Narben" leidet, die sie sich selbst durch Kratzen zugefügt habe. Die Narben seien „nicht mehr wieder zu ändern", sie denke häufig verzweifelt: „Mein Aussehen ist für immer zerstört. Ich kann nicht mehr ins Schwimmbad, nicht in Diskotheken, muß mich anders kleiden, habe kaum Kontakte". Bis zu 3 Stunden am Tag (soweit sie diese Zeit zur Verfügung hat) beschäftigt sie sich mit den Narben vor dem Spiegel, darüber hinaus denkt sie fast ständig daran. Wegen der Narben zieht sie sich auch aus Kontakten zurück. Wenn möglich, vermeidet sie es, unbekannte Menschen anzusprechen, da sie überzeugt ist, daß diese sich auch vor ihren Narben ekeln und es ihr nur aus Mitgefühl nicht zeigen. Sie vermeidet es, kurzärmlige Kleidung anzuziehen. Make-up würde sie gerne benutzen, wenn sie nicht befürchten würde, daß sich hierdurch Entzündungen ergeben könnten, die „alles nur noch schlimmer machen" würden. Sie sei wegen ihres Wunsches nach einer operativen Abschleifung der Narben (Dermabrasion) bei mehreren Ärzten gewesen, Dermatologen hätten ihr jedoch gesagt, daß die möglichen Komplikationen eines solchen Eingriffs gegenüber dem Nutzen überwiegen würden. Dennoch habe sie den Wunsch nach einer chirurgischen Beseitigung der Narben nicht aufgegeben. Ihren Eltern gegenüber verheimlicht sie ihre „abnormen Seiten". Sie ginge schon so gut wie gar nicht mehr aus dem Haus, da sie auf der Straße dauernd auf die Haut anderer Menschen achten und sich mit anderen vergleichen würde, was ihre depressive Stimmung verstärken würde. Im Erstinterview erscheint die Patientin äußerlich eher blaß und unscheinbar, kleidet sich auffällig altmodisch und steif. Es lassen sich nur bei genauerem Hinsehen und aus nächster Distanz diskrete Narben im Gesicht und am Arm feststellen. Die Ergebnisse im Beck Depressionsinventar lassen auf eine schwere Depression schließen, trotz Suizidgedanken bestehen aber keine Anhaltpunkte für eine akute Suizidalität.

Körper-symptome und subjektive Beschwerden getrennt explorieren

Zunächst sollte eine somatisch orientierte Exploration von Entstehung und Verlauf der (minimal ausgeprägten) berichteten körperlichen Symptome und der Behandlungsvorerfahrungen erfolgen (s. Karte „Exploration der Körperdysmorphen Störung" im Anhang). Beginn und Verlauf der subjektiven Beschwerden werden hiervon gesondert erfragt („Seit wann stört Sie Ihr Aussehen?"), um eine Differenzierung von objektiver Symptomatik und

44

subjektivem Leiden vorsichtig anzuregen. Anschließend werden aktuelle Lebensbedingungen, insbesondere berufliche Tätigkeit, Partnerschaft/Familie und soziale Kontakte, exploriert.

Die psychischen Belastungen und Symptome sowie die Beurteilung komorbider Störungen, insbesondere aus dem affektiven Bereich, bilden einen Interviewschwerpunkt, auf den möglichst nach der körperlichen und sozialen Anamnese eingegangen werden sollte, um zunächst eine Vertrauensbasis zu schaffen. Dennoch ist es sehr wichtig, durch direkte Befragung bereits frühzeitig die Suizidalität abzuklären.

Exploration und Eingangsdiagnostik bei Körperdysmorpher Störung		
Beziehungsaufbau	**Diagnostik**	**Modellbildung**
– Vertrauensbildung – Empathie für subjektives Erleben – Aktivierung von Ressourcen	– Exploration – Entstellungs-Rating – Fragebögen (z. B. BDI) – Fremdbeurteilung (YBOCS) – Zeichnung der Symptomatik – Selbstbeobachtung	– individualisiertes Erklärungsmodell für Störung – Behandlungsrational: „Entlastung" – Ziel: hohe Evidenz

Hat sich die Therapeut-Patient-Beziehung konsolidiert, kann sich eine gezielte Exploration der Störung anschließen. Dabei steht die Diagnosestellung und die Einschätzung einer möglicherweise wahnhaften Fixiertheit auf den körperlichen Defekt im Vordergrund. Hierzu können einfache 11-stufige Ratingskalen (von 0 = gar nicht bis 10 = sehr stark) herangezogen werden, auf denen der Patient das Ausmaß der Entstellung und die vermutete Fremdeinschätzung durch andere einstuft. Besteht zwischen beiden Einschätzungen keine Diskrepanz, so stellt dies einen ersten Hinweis auf die fehlende Einsicht in die Übertriebenheit des eigenen Erlebens und auf eine möglicherweise wahnhafte Intensität des Entstellungsgefühls dar. Gleichzeitig sollte der Therapeut, ebenfalls auf einer 11-stufigen Skala, eine eigene Einschätzung der Entstellung vornehmen. Aufgrund unserer vorläufigen Untersuchungsergebnisse legt eine Diskrepanz von 4 oder mehr Stufen die Diagnose einer Körperdysmorphen Störung nahe. Bei geringer Einsicht in die Übertriebenheit des eigenen Erlebens ist ein störungsbezogenes Vorgehen in der weiteren Diagnostik und den psychotherapeutischen Interventionen nur bedingt möglich und erfordert u.U. eine längere Vorbereitungs- und Motivierungsphase.

Diskrepanz von Selbst- und Fremd-Rating

Bei ausreichender Einsicht in die Problematik sollte die Diagnose mit Hilfe der Yale-Brown Obsessive-Compulsive Scale für Körperdysmorphe Störung (BDD-YBOCS; s. Anhang, S. 97) und des Body Dysmorphic Disorder Diagnostic Module (BDDDM; s. Anhang, S. 95) weiter erhärtet werden. Gleichzeitig liefert die YBOCS eine Einschätzung des Schweregrades der Symptome und detailliertere Informationen für eine Verhaltensanalyse.

Eine sinnvolle Ergänzung der therapiebezogenen Diagnostik stellen Zeichnungen der Patienten dar, wie die Entstellung in ihrer Vorstellung aussieht. Sie liefern dem Therapeuten wichtige Hinweise darauf, wie das Aussehen des betroffenen Körperteils kognitiv repräsentiert ist, und erleichtern auch die Ableitung von gezielteren Interventionen in späteren Therapiephasen.

Die Entwicklung eines Störungsmodells und Therapierationals ist bei der Körperdysmorphen Störung besonders schwierig und abhängig von dem Grad der Einsicht in die Problematik. Sie sind Ziel eines zumeist längerfristigen Motivierungsprozesses und werden unter den Behandlungsprinzipien (s. Kap. 4.1.4) besprochen.

3.4 Verhaltens- und Bedingungsanalyse

● *Psychologische Faktoren/Verhaltenseinflüsse auf den Krankheitsverlauf*

Ausgehend von der Exploration psychischer Einflußfaktoren, werden in der Verhaltens- und Bedingungsanalyse die Verhaltensweisen in einem individualisierten Modell definiert, bei denen ein enger funktionaler Zusammenhang zur Entstehung und Aufrechterhaltung der Probleme vermutet werden muß.

Psychologische oder Verhaltensfaktoren, die Einfluß auf den Krankheitsverlauf haben können:
– Angststörungen: Katastrophisierender Denkstil und Vermeidungsverhalten.
– Depressive Symptome bzw. Störungen: Selbstabwertung und sozialer Rückzug.
– Unflexible Persönlichkeitsmerkmale: stressinduzierende Erlebnis- und Verhaltensmuster, z. B. zwanghafter Perfektionismus und Leistungsstreben, mangelnde Emotionswahrnehmung (Alexithymie).
– Ungünstige Bewältigungsstile im Umgang mit psychischen Belastungen: z. B. übermäßiges Kontrollstreben, gelernte Hilflosigkeit, Vermeidung von Emotionsausdruck (insbesondere Ärger).
– Körperliche Streßreaktionen, z. B. auf kritische Lebensveränderungen oder chronische Alltags-Stressoren.

- Manipulationen an der Haut: z. B. Kratzen.
- Gesundheitsgefährdendes Verhalten: exzessiver Alkohol- oder Drogenkonsum.

In einem nächsten Schritt werden auslösende Bedingungen (= S) und aufrechterhaltende Konsequenzen des Problemverhaltens (= C kurzfristig) exploriert und in ein hypothetisches Bedingungsmodell eingeführt. Zusätzlich werden körperliche (O-Variable) und situationsübergreifende psychologische Dispositionen (E-Variable) definiert, die das Problemverhalten erklären können.

Hypothetisches Bedingungsmodell zu Auslösung und Aufrechterhaltung

Beispiel für eine Verhaltens-/Bedingungsanalyse psychischer Einflußfaktoren			
S —————	O/E —————	R —————	C
Chronische Konflikt-/ Belastungs- Situation	körperliche Vulnerabilität stressinduzierender Denkstil Persönlichkeits- merkmal	ungünstige Bewäl- tigungsreaktion (z. B. Vermeidung) Angst, Ärger o. Depression Sympathikus- Aktivierung	kurzfristig: psychische Entlastung, Schonung, Zuwendung langfristig: Auslösung von Krankheits- schub

Das dargestellte Muster für eine Bedingungsanalyse ist auf den individuellen Fall anzupassen und zu konkretisieren. Die Auslösung eines Krankheitsschubes wird als verzögerte („langfristige") Folge der körperlichen Streßreaktion gesehen, die mit der ungünstigen Bewältigungsreaktion (z. B. Vermeidung) einhergeht. Es hat sich als sehr hilfreich erwiesen, mit dem Patienten ein stark vereinfachtes Schema schriftlich festzuhalten und als Bezugspunkt für die Ableitung der Behandlungsschritte zu nutzen. Ein Beispiel für ein solches Schema wäre: (S =) Konfliktsituation → (O =) Atopische Veranlagung → (R =) Selbstabwertung, Ärger, Rückzug und Kratzen → (C =) unmittelbar: Entlastung, verzögert: Verschlechterung des Hautzustandes. Eine Überprüfung des Modells sollte anhand der Selbstbeobachtung des Patienten in Form von Tagebüchern erfolgen, in denen die kritischen Faktoren (z. B. spezifische Streßsituationen) sowie Veränderungen in den Krankheitssymptomen (z. B. Juckreiz) festgehalten werden (s. Selbstbeobachtungsprotokoll im Anhang, S. 94).

Ungünstige Bewältigungs- reaktionen

● *Anpassungsstörungen aufgrund von Kontrollverlust*

Auslösende Bedingung für Anpassungsstörungen, die auf das Erleben von Kontrollverlust zurückgeführt werden können, sind Krankheitsschübe. Diese lösen auf kognitiver Ebene katastrophisierende Kognitionen (z. B. „Die

Wahrnehmung von Kontrollverlust

47

Krankheit wird sich immer ausbreiten, und ich kann nichts dagegen tun"), auf emotionaler Ebene Angst und und auf der Verhaltensebene eine ständige hypochondrische Selbstbeobachtung aus. Die fortlaufende Überprüfung des Hautzustandes hilft vorübergehend, sich zu beruhigen und Anspannung zu reduzieren, auf Dauer treten jedoch Gefühle von Hilflosigkeit und ein depressives Verarbeitungsmuster in den Vordergrund. Dieses besteht in einer Identifizierung mit der Krankenrolle und einer Verringerung von positiv verstärkenden Aktivitäten. Schließlich führen die krankheitsbedingten Probleme und deren emotionale Verarbeitung durch den Betroffenen zu erheblichen Belastungen in den Beziehungen zu Partner oder Familie. Das nachfolgende Schema gibt eine Bedingungsanalyse für das „Hilflosigkeitssyndrom" in der Krankheitsbewältigung wieder.

Beispiel für eine Verhaltens-/Bedingungsanalyse von Anpassungsstörungen bei Kontrollverlust			
S	O	R	C
Krankheits-schub	mangelnde Kontrollier-barkeit	katastrophisie-rende Kognitionen Angst Überprüfen des Hautzustands	kurzfr.: Selbstberu-higung, Spannungs-reduktion langfristig: Kon-trollverlust/Hilflo-sigkeit, Depression, Belastung sozialer Beziehungen

● *Anpassungsstörungen aufgrund von Entstellungserleben*

Aus verhaltenstheoretischer Sicht wird das Entstellungserleben auf dysfunktionale Kognitionen zurückgeführt:

Überbewertung von Attraktivitätsverlust und Stigmatisierung

1. Fehlbewertung der Hauterscheinungen: „objektiv" geringfügige Hautsymptome können als subjektiv schwerwiegende Einschränkung der Attraktivität überbewertet werden.
2. Fehlbewertung der Umweltreaktionen als Stigmatisierung und Ablehnung.

Diese Fehlbewertungen gehen mit einer gesteigerten selektiven Aufmerksamkeit für Hautsymptome und erhöhten Vigilanz gegenüber negativen Umweltreaktionen einher. Sie können auf ungünstige Grundüberzeugungen, z. B. eine Überbewertung des Aussehens, zurückgeführt werden. Durch Rückzug aus den bedrohlichen Situationen kann vorübergehend eine Entlastung erzielt werden. Langfristig wird die Angst vor Abwertung in einem Teufelskreislauf immer mehr gesteigert, da keine korrigierenden Erfahrungen gemacht werden. Zusätzlich werden die Möglichkeiten eingeschränkt, positive, verstärkende Erfahrungen in sozialen Beziehungen zu machen, und es verstärken sich Selbstunsicherheit und Depression. Schließlich kann sich ein *negatives Selbstkonzept* herausbilden (z. B. „Ich bin ein unattraktiver und wertloser Mensch." „Ich bin ein Aussätziger."). Im folgenden ist ein hypothetisches Bedingungsmodell wiedergegeben, das wesentliche Faktoren von Entstellungserleben enthält.

Beispiel für eine Verhaltens-/Bedingungsanalyse bei Entstellungserleben			
S ———————	O ———————	R ———————	C
Krankheitsschub sichtbare Hauterscheinungen	Überbewertung des Aussehens	Erwartung von Abwertung aufgrund der Hautsymptome Angst Rückzug, Vermeidung	kurzfristig: Entlastung langfristig: negatives Selbst-/Körperkonzept, soziale Isolation, Depression

● *Körperdysmorphe Störung*

In der verhaltenstheoretischen Sichtweise der Körperdysmorphen Störung wird die Überzeugung, durch einen körperlichen Mangel entstellt zu sein, auf eine fehlerhafte Verarbeitung von körperlichen Merkmalen zurückgeführt. Durch selektive Aufmerksamkeit auf (geringfügige) morphologische Abweichungen des Körpers entsteht eine fehlerhafte Wahrnehmung und Bewertung des körperlichen Merkmals. Diese Fehlverarbeitung kann auf ungünstige Grundüberzeugungen zurückzuführen werden, die z. B. Perfektionismus bezüglich des Aussehens („Nur wenn ich makellos aussehe, bin ich akzeptabel"), ein negatives Körperkonzept oder ein negatives Selbstbild beinhalten. Zusätzlich könnte für die Fehlverarbeitung des Aussehens eine Disposition zu einer neuropsychologisch begründete Überempfindlichkeit für ästhetische Abweichungen verantwortlich sein.

Fehlbewertung geringfügiger Abweichungen im Aussehen

Auf emotionaler Ebene gehen diese dysfunktionalen Kognitionen mit Gefühlen von Ablehnung und Ekel bezüglich des eigenen Körpers einher. Die dysfunktionale Überzeugungen werden aufrechterhalten durch Vermeidungsverhalten und zwanghafte Kontrollrituale, insbesondere der Überprüfung des äußeren Erscheinungsbildes vor dem Spiegel. Diese werden durch kurzfristige Spannungsreduktion negativ verstärkt, tragen jedoch langfristig zu einer übermäßigen (bis zu wahnhaften) Fixierung der Überzeugung bei. Gleichzeitig sind die permanente Beschäftigung mit dem vermeintlichen Defekt, Vermeidung und Rückzug für die Entstehung bzw. Verstärkung von Depression und sozialer Isolation verantwortlich.

Aufrechterhaltung durch Vermeidung und Kontrollrituale

Beispiel für eine Verhaltens-/Bedingungsanalyse bei Körperdysmorpher Störung			
S ————————	E ————————	R ————————	C
Körperteil (mimimale morphologische Abweichung)	Perfektionismus bezügl. Aussehen, Überempfindlichkeit für Ästhetik negatives Selbst-/Körperkonzept	Überzeugung, entstellt zu sein Ablehnung/ Ekel Präokkupation, Kontrollrituale, Vermeidung, Rückzug	kurzfristig: Entlastung langfristig: wahnhafte Fixierung, soziale Isolation, Depression

3.5 Therapeut-Patient-Beziehung

Bereits in der Explorationsphase der Behandlung ist der Aufbau einer vertrauensvollen therapeutischen Beziehung ein wesentliches Ziel. Sowohl bei chronischen Hautkranken als auch bei Patienten mit Körperdysmorpher Störung ist das Arbeitsbündnis aufgrund von sehr stark somatisch orientierten Krankheitsmodellen und Behandlungserwartungen gefährdet. Dies macht es für den Therapeuten erforderlich, an den vorgebrachten Überzeugungen bezüglich der Krankheitsursachen und Behandlungsmaßnahmen anzuknüpfen und über ein Minimum an Wissen über die Krankheit zu verfügen. Gelingt es, dem Patienten ausreichende Empathie für die somatischen Aspekte seines Problems zu zeigen, so ist die Basis gegeben, durch Informationsvermittlung und Psychoedukation auf eine psychologische Sichtweise des Problems hinzuarbeiten.

Auf somatische Erklärungsmodelle eingehen

Diese Gradwanderung zwischen somatischer und psychologischer Orientierung stellt an Psychotherapeuten hohe Anforderungen, da sich immer wieder frustrierende Phasen der Hinwendung zu somatischen Ursachenfaktoren und Behandlungsprinzipien ergeben. Dies ist besonders schwierig bei Patienten mit Körperdysmorpher Störung, die sehr stark auf eine körpermedizinische Lösung ihrer Probleme fixiert sind und immer wieder ihre Hoffnung auf Operationen als einzig erfolgversprechende Behandlung anbringen. Reagiert der Psychotherapeut auf diese vor allem für somatoforme Patienten typische Ambivalenz mit einer Entweder-Oder-Haltung, so steigt das Risiko eines Therapieabbruchs. Gleichzeitig organmedizinische Behandlungserwartungen zu akzeptieren und die Ziele in der Psychotherapie verfolgen, gibt dem Patienten die Möglichkeit, den Therapeuten als Vertrauensperson zu sehen und Psychotherapie als eine unter mehreren Hilfsmöglichkeiten anzunehmen.

Sowohl somatische als auch psychotherapeutische Hilfe

Vor allem in der Anfangsphase der Psychotherapie hängt die Glaubwürdigkeit des Therapeuten als Experte von einem transparenten und strukturierten Vorgehen ab: deshalb ist es notwendig, bereits frühzeitig Informationen über die möglichen Ansatzpunkte für die Psychotherapie zu geben. Z. B. sollte bei der Körperdysmorphen Störung darauf hingewiesen werden, daß in einem Selbstsicherheitstraining das Selbstvertrauen gestärkt und die psychischen Belastungen abgebaut werden können, hierzu jedoch eine genaue Analyse der problematischen Situationen notwendig sei.

Therapieziele an Behandlungserwartungen anpassen

Viele Psychotherapeuten reagieren auf sichtbare, entstellende Hautsymptome mit Verhaltensweisen und Gefühlen, die dem Alltag des Patienten entsprechen, etwa befangenes Vermeiden von Blickkontakt, Gefühle von Ekel oder Mitleid. Der Therapeut sollte sich dieser Reaktionen bewußt werden und sie als diagnostischen Hinweis auf die möglichen Alltagsprobleme des Patienten in sozialen Interaktionen nutzen. Es ist jedoch wenig hilfreich, eigene spontane Reaktionen, etwa im Sinne einer Selbstöffnung, dem Patienten mitzuteilen. Zumeist stellt sich mit zunehmendem Kontakt eine Gewöhnung an die Hautveränderungen ein.

Umgang des Therapeuten mit Entstellung

4 Behandlung

4.1 Darstellung der Therapiemethoden und Wirkungsweise

4.1.1 Dermatologische Therapie

Für die Behandlung von Hautkrankheiten stehen im Gegensatz zur landläufigen Meinung eine differenzierte Bandbreite von effektiven, in der Regel symptomatischen Behandlungsmethoden zur Verfügung (s. Tab. 3). Diese Methoden reduzieren vor allem akute Krankheitssymptome und müssen bei chronischen Dermatosen dauerhaft angewendet werden.

Eine besonders wichtige Rolle in der Behandlung chronischer entzündlicher Dermatosen spielt Cortison, das in Salben mit unterschiedlichen Wirkstärken enthalten ist. Bei angemessener Anwendung unter Kontrolle eines Dermatologen ist topisch (oberflächlich) angewendetes Cortison ein sehr effektives und sicheres Medikament zur Akutbehandlung der Neurodermitis, Psoriasis und anderer Hautkrankheiten. Die Nebenwirkungen einer übermäßigen und undifferenzierten Anwendung, vor allem Hautatrophien und

Differenzierte Anwendung von Cortison effektiv und sicher

Schädigungen der Hautgefäße, haben zu teilweise irrationalen Ängsten („Cortisonphobie") und Ablehnung geführt.

Grundsätzlich sollte Cortison nur vorübergehend und begrenzt auf akut befallene Körperpartien angewendet werden. Dabei wird derzeit meist ein Einstieg mit einem Präparat hoher Wirkstärke empfohlen. Bei längerer Anwendung sollte die Dosis reduziert werden und alternierend eine auf das Präparat abgestimmte Pflegebehandlung eingelegt werden (Intervallbehandlung). Zur Vermeidung von rebound-Effekten bei sofortigem Absetzen sollte

Tabelle 3:
Dermatologische Therapiemethoden und wichtige Indikationsbereiche

Wirkweise	Methoden	wichtige Indikationsbereiche
systemisch	Antibiotika (z. B. Tetrazykline)	Akne
	Antimykotika	Mykosen (Pilzerkrankungen)
	Virustatika (z. B. Acyclovir)	Herpes
	Kortikosteroide (z. B. Prednisolon)	schweres Kontaktekzem (kurzfristig), Autoimmunkrankheiten (langfristig; cave: Nebenwirkungen)
	Antihistaminika (z. B. Hydroxyzin)	Typ I-Allergien, Urtikaria, Neurodermitis; Juckreiz
	Immunsuppressiva (z. B. Methotrexat, Cyclosporin-A)	schwere Psoriasis, Kollagenosen, schwere Neurodermitis
	Retinoide (Vitamin-A-Säure)	schwere Akne
lokal	indifferente Pflegebehandlung (Salben, Puder u. a. Grundlagenzubereitungen ohne Wirkstoffe)	trockene Haut
	Kortikosteroide (z. B. Hydrokortison, Prednisolon, Dexamethoason etc.)	entzündliche Dermatosen
	Keratolytika (Salizylsäure)	Psoriasis
	Antimikrobielle Substanzen (z. B. Wasserstoffsuperoxid, Farbstoffe)	Ulzera, Wunden
	Teerpräparate (z. B. Dithranol)	Ekzeme, Psoriasis
operativ	Exzisionen, Schälung, Fräsen (Dermabrasion) etc.	Tumore, Rhinophym, Narben u. a.
	Peeling (α-Hydroxysäuren)	Akne
	Kryotherapie (Einfrieren)	Warzen
	Haartransplantationen, Kollagenimplantationen, Liposuktion und Lipoplastik (Absaugen/Auffüllen von Fettgewebe)	„kosmetische Beeinträchtigungen"
physikalisch	Röntgen-Bestrahlung	Hauttumoren
	UV-A-/UV-B-Phototherapie (Photochemotherapie: kombiniert mit systemischen Sensibilisatoren)	Neurodermitis, Psoriasis
	Lasertherapie (light amplification by stimulatied emission of radiation") mit verschiedenen Medien (Argon, Farbstoffe)	Naevi, Teleangiektasien

Cortison ausgeschlichen werden. Besonders in Gesicht, Achseln, Genital-
bereich sowie bei Kindern sollten nur schwächste Wirkstärken zeitlich begrenzt verwendet werden. Eine sachgemäße Cortison-Anwendung wie auch
mögliche Behandlungsalternativen machen eine dermatologische Beratung
und Kontrolle unbedingt notwendig.

Neben der Akutbehandlung werden als prophylaktische Maßnahmen empfohlen:

- Phasengerechte Hautpflege: Äußerliche Behandlung mit wirkstofffrei-
  en Externa in Abhängigkeit von Krankheit und Krankheitsstadium, z. B.
  regelmäßig Rückfettung mit Salben und Ölbädern bei trockener Haut.

- Klima-Prophylaxe und -Therapie: jahreszeitlich bedingten Symptomverschlechterungen kann durch gezielte Urlaubsplanung (Reizklima in
  Übergangszeiten) begegnet werden.
- Allergenkarenz: gezieltes Vermeiden von Allergenkontakt; Allergien
  werden auf der Grundlage positiver Resultate von Allergietestungen
  festgestellt.
- Diäten sind bei echten Nahrungsmittelallergien indiziert; diese sind jedoch wesentlich seltener, als gemeinhin angenommen. Hingegen kann
  eine Ernährungsumstellung durchaus sinnvoll sein, um unspezifische
  Auslöser für Krankheitssymptome auszuschalten.

Darüber hinaus können eine Vielzahl von Faktoren die Symptomatik beeinflussen und sind somit auch Ansatzpunkt für psychologische Behandlungsmethoden (z. B. Abbau von psychischen Belastungen und Kratzen, s.
Kap. 4.1.2).

4.1.2 Psychologische Faktoren/Verhaltenseinflüsse auf Hautkrankheiten

Förderung angemessener Therapieerwartungen und Veränderungsmotivation

Patienten mit Hautkrankheiten weisen in der Regel eine geringere Psychotherapiemotivation auf als Patienten mit primär psychischen Störungen.
Dies äußert sich in einem niedrigeren Leidensdruck und der Bevorzugung
organmedizinischer Erklärungskonzepte und Behandlungserwartungen.
Trotz Anmeldung zur Psychotherapie ist nicht immer davon auszugehen,
daß eine bewußte Entscheidung für konkrete Veränderungsschritte getroffen worden ist. Daher muß der Therapeut die Veränderungsmotivation ggf.
bereits im Erstgespräch wie auch in den folgenden Behandlungssitzungen
besonders fördern:

> **Förderung einer angemessenen Veränderungs-/
> Behandlungsmotivation**
>
> - Vermittlung eines multifaktoriellen Krankheitskonzeptes und Informationen zum Einfluß psychischer Faktoren
> - Zusammenfassung der Erkenntnisse aus der Exploration
> - Therapierational: Veränderung von Einflußfaktoren (nicht Heilung)
> - Selbstbeobachtung des Zusammenhangs zwischen Problemsituationen und Veränderungen der Hautsymptomatik

Die angemessenste Grundlage für die psychotherapeutische Behandlung bei Hautkrankheiten stellt das multifaktorielle Krankheitsmodell dar (Schema s. Anhang, S. 104). Es hat sich als günstig erwiesen, die Erfahrungen und Vorstellungen des Patienten in einer Darstellung des Krankheitsmodells zu integrieren, etwa indem man die Beobachtungen des Patienten als Beispiele für Einflußfaktoren verwendet, um das Krankheitsmodell zu veranschaulichen. Gleichzeitig sollten aber auch konkrete Informationen zum Einfluß psychischer Faktoren auf Hautsymptome und die Rolle des Immunsystems gegeben werden.

> **Darstellung eines multifaktoriellen Krankheitskonzeptes/
> Informationen zum Einfluß psychischer Belastungen:**
>
> „Für die meisten Hautkrankheiten besteht eine Veranlagung, die in einer erhöhten Bereitschaft besteht, auf bestimmte Reize mit Hautsymptomen zu reagieren (z. B. Juckreiz und Entzündung bei Neurodermitis; ein solches Modell ist im Anhang (S. 104) dargestellt). Psychologische Faktoren stellen nur einige von mehreren möglichen Einflüssen, wie chemische Einflüsse, Klima, Licht, Ernährung etc., dar. Die Vielfalt der Einflußfaktoren erklärt, warum es schwierig ist, die Krankheit zu beeinflussen. In den jüngsten wissenschaftlichen Untersuchungen konnte auch aufgeklärt werden, wie sich psychologische Faktoren auf den Hautzustand auswirken können. So führen intensive oder dauerhafte Belastungen zu einer Störung der Immunzellen in der Haut (u. a. Lymphozyten und Langerhans-Zellen), die verstärkt Entzündungssubstanzen ausschütten. Diese Störung der Immunzellen in der Haut wird verursacht durch die Ausschüttung von Streßhormonen in den Blutkreislauf als auch durch Ausschüttung von Entzündungssubstanzen aus den Nervenendigungen in der Haut".

Vermittlung eines Therapierationals

Aus einem multifaktoriellen Modell lassen sich auch die Ziele für eine Psychotherapie ableiten:
1. Voraussetzung für die gezielte psychotherapeutische Behandlung ist die Identifizierung von individuellen Auslösefaktoren. Aufgrund einer sys-

54

tematischen Selbstbeobachtung über einen längeren Zeitraum hinweg läßt sich ein verläßlicheres Urteil bilden als aufgrund einer retrospektiven Betrachtung des vergangenen Krankheitsverlaufs.

2. Psychotherapie kann nur den Einflußfaktoren einer Krankheit entgegenwirken und nicht deren Ursachen beseitigen, die in einer genetischen Veranlagung liegen. Sie stellt somit eine Ergänzung zur dermatologischen Behandlung und anderen Ansätzen dar, keine Alternative.

Veränderung von Einflußfaktoren als Therapieziel

3. Realistisches Ziel einer Psychotherapie kann bestenfalls eine Erscheinungsfreiheit sein, nicht eine „endgültige" Heilung. Voraussetzung hierfür ist eine aktive Rolle des Patienten, der Veränderungen im Verhalten mit dem Therapeuten einübt und im Alltag umsetzt.

Zusammenfassung der Ergebnisse der Exploration und Therapierational:

„Aufgrund des Krankheitsverlaufs lassen sich Hinweise ableiten, daß ... bei Ihnen eine wichtige Rolle spielen (oder: ergeben sich keine direkten Hinweise auf Belastungsfaktoren). Allerdings ist ein nachträgliches Urteil über den vergangenen Verlauf nicht immer verläßlich. Deshalb zieht man es in der Psychotherapie vor, zunächst aufgrund von intensiver Selbstbeobachtung Auslösefaktoren zu identifizieren. Auf Grundlage dieser Erkenntnisse werden solche Fähigkeiten aufgebaut, mit deren Hilfe Sie diesen Einflußfaktoren besser entgegenwirken können. Sie werden in einem Entspannungstraining die Fähigkeit erlernen, streßbedingte Körperreaktionen abzufangen. Weitere Ansatzpunkte bestehen in der Veränderung problematischer Einstellungen und Verhaltensmustern, die sich ungünstig auf die Hautsymptome auswirken. Solche Ansatzpunkte könnten z. B. in ... (individuelles Beispiel aus der Exploration nennen!) bestehen. Durch diese Maßnahmen kann realistischerweise eine Verbesserung der Symptome bis hin zur Erscheinungsfreiheit erreicht werden, nicht jedoch eine endgültige Heilung. Ein Erfolg der Psychotherapie hängt dabei im entscheidenden Maße davon ab, wie sehr Sie selbst aktiv werden, konkrete Veränderungen in der Therapie einzuüben und im Lebensalltag dauerhaft umzusetzen."

Definition von Zielen und Interventionsstrategien

Die Ziele der Behandlung leiten sich unmittelbar aus der Verhaltensanalyse ab. Sie sollten schon frühzeitig in der Anfangsphase der Behandlung so konkret wie möglich festgehalten werden. Besonders bewährt hat sich die Methode der Zielerreichungsskala. Hierbei werden die Veränderungen, bezogen auf jedes Behandlungsziel, auf Stufen einer Skala bewertet, die von -2 (stark verschlechtert) und – 1 (etwas verschlechtert) über 0 (unverändert) bis +1 (gebessert) und +2 (stark gebessert) reicht. Ein Beispiel für eine Zielerreichungsskala ist im Anhang (S. 93) enthalten.

Zielerreichungsskala

Grundsätzlich setzen die Interventionen an solchen Verhaltensmuster an, die die Auslösung von Symptomen beeinflussen. Sie können sich prinzipiell auf unterschiedliche Aspekte des Verhaltens beziehen:

1. Körperliche Ebene: Abbau von Streßreagibilität durch Senkung des sympathischen Erregungsniveaus und Verbesserung der Körperwahrnehmung.
2. Kognitive Ebene: Veränderung stressinduzierender Verarbeitungsmuster, d. h. Kognitionen und Grundüberzeugungen.
3. Verhaltensebene: Verbesserung sozialer Kompetenzen und des Ausdrucks von Gefühlen und Bedürfnissen, Abbau von Vermeidungs- und Rückzugsverhalten, Veränderung von hautschädigendem Verhalten (Kratzen).

Die hierbei eingesetzten Behandlungsmethoden sind häufig nicht spezifisch auf Hautkrankheiten bezogen, sondern beinhalten Entspannungstraining, kognitive Umstrukturierung, Problemlösetraining und Verhaltenstraining (Kaluza & Basler, 1991). Darüber hinaus sind spezifischere Interventionen entwickelt worden, zu denen spezielle Varianten von Entspannungsmethoden/Biofeedbacktraining, Selbstkontrolltechniken zum Abbau von Kratzen sowie soziales Kompetenz- und Kommunikationstraining gehören.

Entspannungstraining und Imaginationstechniken

Entspannungsverfahren haben sich als sehr wirkungsvolle Behandlungsmethoden bei Hautkrankheiten erwiesen. Bei Neurodermitis stellt die progressive Muskelrelaxation (PMR) ein Standardverfahren dar, da gleichzeitig Anspannung und Juckreiz günstig beeinflußt werden. Gegenüber anderen Entspannungsverfahren ist PMR rascher erlernbar und weniger störanfällig (z. B. gegenüber Juckreiz). Das Verfahren eignet sich auch sehr gut als Alternativhandlung für Kratzen im Rahmen der habit-reversal-Technik (s.u.). Nach den Prinzipien der „applied relaxation technique" von Öst (1987) wird eine zunächst ausführliche Version der PMR immer weiter verkürzt (z. B. von ca. 20 auf wenige Minuten), die zunehmend automatisierte Entspannungsreaktion an Hinweisreize gekoppelt (sog. cue-controlled relaxation), und unter Alltagsbedingungen eingeübt, etwa bei Kratzimpulsen.

„applied relaxation technique"
1. Progressive Muskelentspannung: Zunehmende Verkürzung durch Zusammenfassung von Muskelgruppen (von 20 Min. auf 5 Min.).
2. Entspannung auf Hinweisreize (cue-controlled relaxation): Abrufen einer automatisierten Entspannungsreaktion auf Hinweisreize (z. B. Rückwärtszählen von 10 bis 0, Ausatmen, sog. „Ruhebild").

3. Differentielle Entspannung: flexible Anwendung auch mit geöffneten Augen oder Beanspruchung einzelner Muskelgruppen (z. B. Armheben)
4. Kurzentspannung: Einüben von kurzen Entspannungsübungen (max. 1 Min.)

Eine wirkungsvolle Ergänzung von Entspannungsverfahren stellen Imaginationstechniken dar, die bei verschiedenen Hautkrankheiten wie Neurodermitis, Psoriasis, Akne und allergischen Hautkrankheiten eingesetzt werden. Zur Verbesserung der Fähigkeit zur Selbstregulation und Beeinflussung vegetativer, endokriner und immunologischer Reaktionsmechanismen haben sich folgende Vorstellungen als günstig erwiesen:

- Bildhaft-visuelle Vorstellungen: Die Haut ist eine glatte, ruhige Oberfläche ...

Imagination beeinflußt Hautfunktionen

- Assoziationen mit Kühle: Die Haut wird ganz glatt und geschmeidig, glatt, ruhig und kühl wie ein Bergsee ...
- Kinästhetische Vorstellungen: Wärme und Kälte, Leichtigkeit und Schwere, Zusammenziehen und Ausdehnung, zunächst bezogen auf den ganzen Körper und dann umgrenzt in der befallenen Haut.
- Sensory imagey: Sensationen, die mit dem Baden in Salzwasser und Sonne im Meer verbunden sind: Wärme- und Kühle-Empfindungen, taktile und Geschmacksempfindungen und akustische Eindrücke. Suggestionen der angenehmen Wirkung von Sonnenstrahlen und Gefühle von Wärme auf der gesunden und kranken Haut.
- Vorstellung der Heilungsprozesse: Vorstellung der Hemmung des Austretens von Entzündungszellen in die Haut.

Die Vorstellungen müssen auf die individuellen Erfahrungen und bevorzugten Sinnesmodalitäten angepaßt werden. Sie sollten im Anschluß an die Induktion einer intensiven Entspannung, ähnlich wie hypnotische Suggestionen, vorgesprochen werden. Ihre Wirkung hängt jedoch sehr stark von der Imaginationsfähigkeit und Hypnotisierbarkeit der Person ab; Imaginationsübungen sind nicht für jeden Patienten geeignet.

Autogenes Training durch hautspezifische Formeln erweitern

Als wirkungsvolle Alternative zur Progressiven Muskelentspannung, insbesondere bei Vorerfahrungen mit dem Verfahren, hat sich das Autogene Training bei Neurodermitis erwiesen. Dabei sollte die Wärmeformel aufgrund der möglichen Auslösung von Juckreiz entfallen und die Grundstufe durch hautspezifische Formeln zur Vorstellung von Kühle und anderen erweitert werden (ausführliche Darstellung s. Stangier, Gieler & Ehlers, 1996).

Autogenes Training: Formeln gegen Juckreiz und Kratzen
– Haut ruhig und angenehm kühl.
– Der Juckreiz wird schwächer und schwächer.
– Der Juckreiz fließt auseinander.
– Der Juckreiz zerschmilzt.
– Der Juckreiz löst sich auf.
– Mit jedem Ausatmen wird der Juckreiz schwächer und schwächer.
– Ich atme den Juckreiz aus.
– Ein Eishauch macht die Haut empfindungslos.
– Die Haut wird unempfindlich.
– Ein Verband aus sanfter, kühler Seide streicht über die Haut.
– Dem Juckreiz begegne ich gelassen.
– Ablenkung hilft.
– Ich beherrsche mich.
– Ich brauche das Kratzen nicht.
– Die Haut bleibt heil.

Zu den Entspannungsmethoden zählen im weiteren Sinn auch Biofeedbacktrainings. Mit Hilfe von speziellen Apparaturen werden physiologische Funktionen erfaßt und als akustische oder optische Signale zurückgemeldet. Über die Messung von Hauttemperatur (als Indikator für die Hautdurchblutung) und Hautleitfähigkeit (abhängig von der Schweißsekretion) bieten sich technisch günstige Möglichkeiten, physiologische Funktionen der Haut zurückzumelden. Allerdings scheint nach den bisher vorliegenden Ergebnissen die unmittelbare pathogenetische Bedeutung dieser Funktionen für Hautkrankheiten eher gering zu sein. Vielmehr profitieren Patienten in Biofeedbacktrainings wohl davon, daß sie lernen, ihre allgemeine Sympatikus-Aktivität zu reduzieren. Diese Veränderungen können jedoch technisch weniger aufwendig auch mit Entspannungsmethoden herbeigeführt werden. Ein spezifischer Vorteil von Biofeedbacktraining könnte jedoch sein, daß solche Patienten, die eher organmedizinisch orientierte Behandlungserwartungen haben, diese „technisch" erscheinende Behandlung besser akzeptieren und durch die unmittelbare Evidenz der Wirkung stärker motiviert werden.

Spezifische Wirksamkeit von Biofeedbacktrainings unklar

Kognitive Umstrukturierung streßinduzierender Kognitionen

Bewertungsprozesse stellen eine zentrale Komponente von Streßbewältigung dar. Ausgehend von den Ergebnissen der Exploration und Verhaltensanalyse, werden charakteristische automatische Gedanken identifiziert, die zu einer ungünstigen Bewältigung von Belastungen führen und die Krankheitssymptome verstärken. Ein Beispiel für streßinduzierendes Denken besteht in perfektionistischen Überzeugungen: „Wenn ich meine Aufgaben nicht fehlerlos erfülle, bedeutet dies, daß andere die Achtung vor mir verlieren und daß ich ein Versager bin, und das ist eine Katastrophe". Eine Überprüfung und Korrektur solcher dysfunktionaler kognitiver Schemata kann durch verbales Überprüfen im Sokratischem Dialog (Hautzinger, 1998; Wells, 1997) und durch Verhaltensexperimente erreicht werden.

Die verbale Überprüfung erfolgt in einem Sokratischen Dialog, d. h. der Therapeut versucht, den Patienten durch gezieltes Fragen zur Überprüfung und Korrektur von unangemessenen Überzeugungen zu bewegen, ohne zu versuchen, ihn direkt zu überzeugen (sog. Geleitetes Entdecken).

Verbale Überprüfung dysfunktionaler Kognitionen im Sokratischen Dialog

Sokratischer Dialog

1. Identifikation von negativen Gedanken in einer kürzlich zurückliegenden Belastungssituation: „Als Sie sich so schlecht fühlten, welcher Gedanke ging Ihnen durch den Kopf?"

2. Herausarbeitung der Bedeutung /Konkretisierung: „Wenn das wirklich so wäre, was würde das für sie bedeuten? Was wäre so schlimm daran?"

3. Hinterfragen der Evidenz für den Gedanken: „Welchen Beweis haben Sie, daß ... (... andere die Achtung vor Ihnen verlieren, wenn Sie einen Fehler machen)?"

4. Diskussion von alternativen Bewertungen und deren Evidenzen: „Ist es schon einmal passiert, daß ... (...Sie einen Fehler gemacht haben? Wie haben andere reagiert)? Welche Beweise gibt es dafür, daß .... (... andere Sie auch dann respektieren, wenn Ihnen Fehler unterlaufen?)"

5. Entwicklung einer rationalen Antwort: „Wenn Sie die pro- und contra-Argumente zusammenfassen, welche Bewertung erscheint Ihnen jetzt für die angemessenste?"

6. Identifizierung von fehlerhaften Denkmustern: „Welcher Fehler könnte in Ihren Gedanken dafür verantwortlich sein, daß Sie ... (...die Bedeutung eines Fehlers überschätzt haben)?" Beispiele für häufige Denkfehler sind:
   - Willkürliche Schlußfolgerungen („Daß der Kunde nicht angerufen hat, beweist, daß er meine Arbeit nicht schätzt.")
   - Übermäßige Verallgemeinerungen („Wer kleine Fehler bei der Arbeit zuläßt, akzeptiert auch Schlamperei.")
   - Einseitiges Herausgreifen von Details („Daß ich diesen Fehler gemacht habe, zeigt, was für ein Versager ich bin.")
   - Alles-oder-Nichts-Denken („Entweder ich mache etwas perfekt, oder ich lasse es besser gleich bleiben.")

- Katastrophisieren („Wenn ich Fehler mache, werde ich bald entlassen.")
- Emotionales Begründen („Weil ich schlechter Stimmung bin, weiß ich, daß ich versagt habe.")

In Mehrspaltenprotokollen wird das Erkennen und Hinterfragen dysfunktionaler Gedanken und die Ableitung von Alternativgedanken im Alltag eingeübt. Registriert werden auslösende Situationen, belastende Gefühle, problematische Gedanken und Alternativgedanken (sog. „rationale Antwort"). Zusätzlich wird erfaßt, welchen Erfolg die Entwicklung eines Alternativgedankens gehabt hat, indem Veränderungen in der Intensität der Gefühle und das Ausmaß des Überzeugtseins vom problematischen Gedanken erfaßt werden.

Verbale Überprüfung dysfunktionaler Kognitionen

1. Identifikation von dysfunktionalen Gedanken
2. Herausarbeitung der Bedeutung/Konkretisierung
3. Hinterfragen der Evidenz für den Gedanken
4. Diskussion von alternativen Bewertungen und deren Evidenzen
5. Entwicklung einer rationalen Antwort
6. Identifizierung von fehlerhaften Denkmustern

Umsetzung in Hausaufgaben:
- Mehrspaltenprotokolle
- Verhaltensexperimente

Behaviorale Überprüfung in Verhaltensexperimenten

Verhaltensexperimente dienen einer gezielten Überprüfung von negativen Erwartungen. Hierzu werden die Erwartungen operationalisiert, d. h. in konkrete und möglichst eindeutig erfaßbare Ereignisse umformuliert. Anschließend wird der Patient dazu angeregt, problematisches Verhalten gezielt zu zeigen und zu beobachten, ob die erwarteten Konsequenzen eintrefffen. Z. B. könnte ein Patient bewußt einen (möglichst folgenlosen) Fehler verursachen und dann andere um direkte Rückmeldung hinsichtlich der Bedeutung fragen.

Problemlösen gegen Hilflosigkeit und Grübeln

Ein weiterer Ansatz stellt die Verbesserung der Fähigkeit zur Problemlösung, insbesondere bei gelernter Hilflosigkeit und Grübeln im Umgang mit belastenden Situationen, dar. Hierbei wird der Prozeß der Problemlösung in systematische Schritte unterteilt (s. Kasten), die dem Patienten zunächst erklärt und dann an einem mittelgradigem Problem eingeübt werden. Durch das Einüben des Schemas werden häufige Fehler in der Lösung von Alltagsproblemen (z. B. ungenaue Problemdefinition, fehlende Zielklärung, Konzentration auf ein eingefahrenes Lösungsmuster, mangelnde Umsetzung) vermieden, und psychischen Belastungen durch Grübeln wird frühzeitig vorgebeugt.

Schritte des Problemlösetrainings

1. Problemdefinition: Was ist genau das Problem?
2. Zielklärung: Welches Ziel haben Sie, was wollen Sie?
3. Lösungsmöglichkeiten: Listen Sie erst *alle* Lösungsmöglichkeiten auf, die Ihnen einfallen, auch ungewöhnliche! Noch nicht bewerten!
4. Bewertung: Überlegen Sie dann erst die Vorteile und Nachteile der Lösungsmöglichkeiten!
5. Entscheidung: Wählen Sie die beste Lösungsmöglichkeit oder Kombination!
6. Umsetzung: Überlegen Sie ganz konkret, wie Sie die beste Lösung ausführen können.
7. Bewertung des Erreichten: Haben Sie Ihr Ziel erreicht? (Gegebenenfalls erneuter Einstieg in die Problemlöse-Schritte 1-6)

Soziales Kompetenz- und Kommunikationstraining

Eine häufige Quelle von chronischen Belastungen stellen Probleme in sozialen Beziehungen dar, insbesondere familiäre oder Partnerschaftskonflikte und Probleme mit Kollegen und Vorgesetzten am Arbeitsplatz. Daher kann es notwendig sein, ein Training der partnerschaftlichen Kommunikation und Problemlösung durchzuführen, oder in einem Training sozialer Kompetenzen die Fähigkeit zum selbstsicheren Vertreten eigener Rechte und Standpunkte zu verbessern. Nicht selten hängen die sozialen Probleme mit den Krankheitsfolgen zusammen, so daß in Verhaltensübungen zunächst krankheitsbedingte Problemsituationen behandelt werden können (s. Kap. 4.1.3).

Anders als bei standardisierten sozialen Kompetenztrainings in Gruppen setzt die Behandlung gezielt an den spezifischen Verhaltensaspekten an, die in der Verhaltensanalyse als wichtige Einflußfaktoren auf den Krankheitsverlauf herausgearbeitet wurden. In Rollenspielen werden die Situationen simuliert, in denen sozial kompetenteres Verhalten oder eine direkte Kommunikation von Gefühlen eingeübt werden soll. Rollenspiele sollten möglichst kurz sein und auf das Verhalten des Patienten fokussieren; längere Diskussionen sollten vermieden werden (zum praktischen Vorgehen s. Stangier et al., 1996).

Rollenspiele kurz halten

Vorgehen beim Verhaltenstraining

- 1. Rollenspiel zum Einstieg („Trockenlauf")
- Herausarbeitung der wesentlichen Aspekte des Zielverhaltens
- 2. Rollenspiel
- Rückmeldung durch Therapeut
- Hausaufgabe („Übung im Alltag")

Das Vorgehen ist folgendermaßen: zunächst beschreibt der Patient eine kürzlich aufgetretene Problemsituation und demonstriert sein spontanes, im Hinblick auf die psychischen Belastungen ungünstiges Verhalten in einem sog. „Trockenlauf". Beispielsweise könnten chronische Spannungen in einem Ehekonflikt dadurch aufrechterhalten werden, daß der Patient in den Auseinandersetzungen dem Partner gegenüber verletzende Vorwürfe macht. In dem **Nach diagnostischem Rollenspiel Zielverhalten herausarbeiten** „Trockenlauf" übernimmt der Therapeut die Rolle des Partners. Anschließend werden wesentliche Aspekte des Zielverhaltens herausgearbeitet. Der Therapeut fragt z. B. nach den Konsequenzen des aggressiven Verhaltens (etwa kurzfristig Entladung von Aggression, langfristig Verschlechterung der Beziehung). In einem Kommunikationstraining könnte z.B. das Ziel darin bestehen, konstruktiven Ausdruck von Ärger einzuüben. Die Instruktionen könnten in einem Rollenspiel lauten (s. Stangier et al., 1996):

– „Sehen Sie die Person an."
– „Sagen Sie ihr, welches konkrete Verhalten Sie gestört hat."
– „Sagen Sie ihr, welches Gefühl das Verhalten bei Ihnen ausgelöst hat."
– „Machen Sie einen Vorschlag, wie sich die Person in Zukunft anders verhalten könnte."

Positive Verstärkung Diese Aspekte werden in einem zweiten Rollenspiel eingeübt. Der Therapeut gibt gezielt Rückmeldung zu dem Verhaltensaspekt (und nur zu diesem), der eingeübt werden soll. Die Rückmeldung sollte positiv verstärkend sein, d.h. zunächst sollten die Aspekte zurückgemeldet waren, die positiv waren, um dann auf ein, max. zwei Aspekte einzugehen, die in weiteren Rollenspieldurchgängen noch verbessert werden sollten. Anschließend sollte eine Vereinbarung („Hausaufgabe") getroffen werden, wie die geübten Verhaltensaspekte auch in konkreten Alltagssituationen umgesetzt werden können.

Überforderungen vermeiden Zu viele Verbesserungsvorschläge oder schwierige Situationen können Leistungsdruck auslösen und den Patienten überfordern. Dies kann vermieden werden, indem man sukzessive einzelne Aspekte (erst Blickkontakt, dann verbale Elemente) einübt. Zudem sollte die Rückmeldung immer unmittelbar und konstruktiv gegeben werden, der Schwerpunkt auf den positiven Leistungen und Verbesserungen liegen, und mangelnde Verstärkung oder gar Kritik vermieden werden. Schließlich ist es auch günstig, dem Patienten die Möglichkeit zu geben, mit unterschiedlichen Verhaltensweisen (z. B. auch selbstunsicherem und aggressivem Verhalten) zu experimentieren, um flexibler reagieren zu können.

Selbstkontrolltechniken zur Kratzreduktion

Selbstkontrolltechniken zielen auf eine planvolle Veränderung des Problemverhaltens (Kratzen) oder auslösender Stimuli (z.B. Juckreiz) ab, wobei davon ausgegangen wird, daß das Verhalten konflikthafte Konsequenzen hat (Nachlassen des Juckreizes vs. Hautschäden). Für das Krankheitsbild der Neurodermitis sind die negativen Konsequenzen von Kratzen von größter Bedeutung; Behandlungsstudien belegen, daß alleine durch den Abbau von Kratzen erhebliche Verbesserungen der Symptomatik erreicht werden können. Bewährt haben sich folgende Strategien:

- *Selbstbeobachtung:* günstig sind standardisierte Selbstbeobachtungs-Protokolle, die eine getrennte Registrierung von Kratzhäufigkeit und -stärke, Juckreizintensität und auslösender Situation erlauben (s. Anhang, S. 94). Die Auswertung des Protokolls ist nicht nur von großer Wichtigkeit für die Analyse auslösender Bedingungen, sondern erlaubt auch eine Verlaufskontrolle. Hierzu sollte insbesondere die Häufigkeit von Kratzen (pro Tag, gemittelt über eine Woche) kontinuierlich registriert und in den Therapiesitzungen jeweils in eine Verlaufskurve (Abszisse: Wochen, Ordinate: Häufigkeit) eingetragen werden.

  Selbstbeobachtungs-Protokolle zur Erfassung der Kratzhäufigkeit einsetzen

- *habit-reversal-Training:* diese Technik hat sich als sehr wirksame Methode zum Abbau von Kratzen, vor allem gewohnheitsmäßigen Kratzens, erwiesen.

Habit-reversal-Technik gegen Kratzen

1. Wahrnehmungstraining: detaillierte Beschreibung des problematischen Verhaltens und auslösender Situationen zur Verbesserung der Wahrnehmung; dabei wird (a) die bewußte Wahrnehmung von Kratzbewegungen als Signal zur Unterbrechung der automatisierten Handlungsabfolge eingeübt, und (b) zur Vorstellung der negativen Konsequenzen (Hautschäden, Sichtbarkeit, Behandlungsaufwand, etc.) angeleitet, um die Motivation zur Kontrolle des Kratzverhaltens zu verstärken;

2. Alternativverhalten: Unterbrechung des Problemverhaltens und Durchführung einer hiermit inkompatiblen Reaktion; als Alternativhandlung können z.B. isometrische Übungen, Anspannung der Muskulatur, oder festes Drücken auf die juckende Hautstelle eingesetzt werden; und

3. Einüben: Wiederholen des gesamten Ablaufs in einer simulierten Situation (in der Vorstellung).

- *Entspannungsverfahren:* besonders geeignet ist die Progressive Muskelentspannung, da sich diese aufgrund des aktiven Vorgehens auch als Alternativ-Verhalten (competing response) für Kratzen eignet.

- *Stimulus-Kontrolle:* Bestimmung von kratzfreien Zeitintervallen oder Einschränkung von Situationen, in denen die Wahrscheinlichkeit von Kratzen hoch ist.

- *Selbstverstärkung:* Vereinbarung von Belohnungen für erfolgreiche Kratzreduktion (z.B. Zeitintervalle, in denen nicht gekratzt wird).

- Zusätzlich können auch *Vorstellungstechniken* zur Beeinflussung des Juckreizes (s.o.) eingesetzt werden.

Therapieabschluß und Rückfallprophylaxe

Für den Abschluß der Therapie sollten zwei Sitzungen eingeplant werden. Zur Evaluation der Therapie sollten erneut die gleichen Meßinstrumente wie zu Beginn vorgelegt werden (z. B. SCL-90, MHF; s. Kap. 1.7).

Fortschritte evaluieren

Darüber hinaus sollte den Fragen nachgegangen werden: „Welche Veränderungen konnten in Bezug auf die Problemschwerpunke erreicht werden?" und „Was ist (selbständig nach Therapieende) noch zu leisten?". Hierzu kann auch die abschließende Bewertung in der ggf. zu Therapiebeginn erstellten Zielerreichungsskala herangezogen werden.

Vorbereitung auf Rückfälle

Bei chronisch-rezidivierendem Verlauf ist zu berücksichtigen, daß sich die neugewonnenen Fähigkeiten erst in den saisonalen Symptomschwankungen (Übergang zur Heizperiode und nachfolgenden lichtarmen Jahreszeiten) bewähren muß. Deshalb sollte in der Therapie besprochen werden, daß Verschlechterungen der Hautsymptomatik wahrscheinlich sind und als Anstoß gewertet werden sollten, die in der Therapie gelernten Verhaltensänderungen selbständig aufrechtzuerhalten. Bei einem wirklichen Rückfall in ungünstige Verhaltensmuster können „Wiederauffrischungs-Sitzungen" angeboten werden. Darüber hinaus sollte eine Katamnesesitzung nach ½ bis 1 Jahr, am besten in einer ungünstigen Jahreszeit, vereinbart werden, um ggf. aufgetretene Probleme zu besprechen.

Fallbeispiel für die Behandlung Psychologischer Faktoren/ Verhaltenseinflüsse bei Neurodermitis

Als dringlichste Intervention wurde zunächst eine Entlastung in dem Entscheidungskonflikt angestrebt. In einem Problemlösetraining wurde die Fähigkeit eingeübt, das vorhandene Problem zu konkretisieren, eigene Ziele zu definieren und Möglichkeiten der Umsetzung zu entwickeln. In einem Kommunikationstraining wurden darüber hinaus Rollenspiele durchgeführt, in denen der Patient lernte, der Mutter gegenüber eigene Bedürfnisse und Ärger direkter auszudrücken. Parallel hierzu wurde das exzessive Kratzen angegangen. Zunächst wurde ein Selbstbeobachtungs-Protokoll eingesetzt, um Information bezüglich auslösender Situationen von Kratzen zu sammeln. Diese bestanden hauptsächlich in Spannungs- und Ärgersituationen, in denen sich der Patient teilweise unbewußt, teilweise aber auch gezielt (Rückzug auf Toilette) kratzt. Durch die bewußte Selbstbeobachtung wurde das Kratzen schon deutlich reduziert. Zusätzlich wurde die Progressive Muskelentspannung intensiv eingeübt; diese wurde mit zunehmender Übungsdauer verkürzt und eine flexible Umset-

---

zung in den genannten Situationen eingeübt. Gleichzeitig wurde die Habit-Reversal-Technik eingeübt: Vorstellung der auslösenden Situation (nach Hause kommen, sich in den Sessel setzen) und des Kratzimpulses (Hand geht zur Armbeuge), Verankerung eines Signals („Nicht kratzen!"), Durchführung der Alternativhandlung (Hand auf Armbeuge pressen), anschließend kurze Entspannung. Diese Techniken konnte der Patient gut umsetzen und erreichte innerhalb weniger Wochen eine Besserung der Symptomatik, insbesondere der durch das Kratzen hervorgerufenen Entzündungsreaktionen. Im weiteren Verlauf wurde der Perfektionismus am Arbeitsplatz bearbeitet: es wurden in einem Mehrspaltenprotokoll typische Kognitionen und des Zusammenhangs zu Ärger und Anspannung festgehalten. Diese wurden im Sokratischen Dialog bezüglich Vor- und Nachteile disputiert und alternative Einstellungen („Mein Wohlbefinden ist jetzt wichtiger") gezielt eingeübt.

4.1.3 Anpassungsstörungen

Behandlungsziele und Interventionsstrategien

Die Ziele verhaltenstherapeutischer Interventionen leiten sich aus der Verhaltensanalyse ab. Sie konzentrieren sich bei *Anpassungsstörungen aufgrund von Kontrollverlust* bezüglich des Krankheitsverlaufs auf

1. Vermittlung von Informationen bezüglich Einflußfaktoren (Patientenschulung, individuell oder in standardisierten „Patientenschulungs-Programmen;
2. Verbesserung der emotionalen Krankheitsbewältigung: Prophylaxe und Behandlung depressiver Reaktionen durch kognitive Umstrukturierung von Hoffnungslosigkeit und negativem Selbstkonzept;
3. Verbesserung problembezogener Bewältigungskompetenzen: Problemlösetraining, soziales Kompetenz- und Kommunikationstraining.

Therapieschwerpunkte: Information, emotionale und problembezogene Krankheitsbewältigung

Maßnahmen zur Verbesserung dieser eher *allgemeinen* Aspekte der Krankheitsbewältigung lassen sich günstiger im Gruppensetting durchführen, da die Patienten sich gegenseitig Unterstützung leisten können und ein Modell für erfolgreiche Krankheitsbewältigung bieten können (Devins & Binik, 1996). Zudem stellt die Gruppe eine Quelle sozialer Unterstützung dar, indem Auswirkungen und Umgang mit den Krankheitsfolgen im Rahmen von Gruppengesprächen explizit thematisiert werden.

Bei *Anpassungsstörungen aufgrund von Entstellungserleben* beziehen sich die Therapieziele vor allem auf zwei Bereiche: 1. Veränderung dysfunktionaler Überzeugungen bezüglich des Aussehens; 2. Aufbau von selbstsicherem Verhalten.

Kognitive Umstrukturierung und Aufbau von Selbstsicherheit

Dabei richtet sich die konkrete Strategie auch nach dem Ausmaß der objektiven Beeinträchtigungen durch die Hauterscheinungen. Bestehen, ähnlich der Körperdysmorphen Störung, Diskrepanzen zwischen Aussehen und Leidensdruck, werden eher Prinzipien der Angstbehandlung (d. h. Konfrontation) im Vordergrund stehen, bei ausgeprägten Entstellungen hingegen eher die der Depressionsbehandlung (d. h. Aktivitäts- und Kompetenzaufbau). Diese Zuordnung ist jedoch nicht als Entweder-Oder zu sehen: beide Therapiestrategien ergänzen sich und sind im Therapieverlauf dem individuellen Fall anzupassen.

Konfrontation versus Verhaltensaufbau *(margin note)*

Differenzierung von Therapieschwerpunkte bei Entstellungserleben in Abhängigkeit vom Ausmaß der „objektiven" Entstellung		
geringe Entstellung	⟵⟶	**ausgeprägte Entstellung**
inadäquates Körperkonzept	**Problemschwerpunkt**	negatives Körperkonzept (adäquat)
Überbewertung der Hautsymptome	**Dysfunktionale Kognitionen**	Bedrohung des Selbstkonzeptes
Angst	**Emotionen**	Depression
Vermeidung kritischer Situationen	**Verhalten**	sozialer Rückzug
Korrektur der Fehlbewertungen	**Therapieziel**	Selbstwertstabilisierung
konfrontierend (aus der Behandlung der Sozialen Phobie/Körperdysmorphen Störung)	**Grundprinzipien**	kompetenzaufbauend (aus der Depressionsbehandlung)
Exposition, kognitive Umstrukturierung	**Therapiemethoden**	Soziales Kompetenztraining, Aktivitätsaufbau, kognitive Umstrukturierung

Interventionen zur Verbesserung der Krankheitsbewältigung

Der erste Schritt in der Behandlung ist die Entwicklung eines angemessenen Verständnisses des Problems. Trotz der teilweise großen Belastung verleugnen viele Patienten ihre Probleme im Umgang mit den Hautsymptomen und beziehen sich ausschließlich auf körperliche Symptome. Es ist daher notwendig, die emotionalen und sozialen Probleme als eine natürliche Folge der Krankheit und nicht als persönliches Versagen zu erklären. Die Akzeptanz der psychologischen Interventionen ist höher, wenn sie als Ergänzung zur dermatologischen und ggf. auch kosmetischen Behandlung dargestellt wird.

Allgemeine Behandlungsprinzipien zur Verbesserung der Krankheitsbewältigung:
– Entwicklung eines Erklärungsmodells
– Aktivitätsaufbau
– Kognitive Umstrukturierung
– Problemlösetraining
– Training sozialer Kompetenzen
– Kommunikationstraining

Die Behandlungsmethoden bei *depressiven* Anpassungsstörungen entsprechen dem Vorgehen in der kognitiv-behavioralen Behandlung nach Beck (Hautzinger, 1998):

Prinzipien der Depressionsbehandlung

1. Ausgangspunkt der Behandlung ist die *Wiederaufnahme angenehmer Aktivitäten und sozialer Kontakte,* um der ungünstigen Konzentration auf die Krankheit entgegenzuwirken und eine Verbesserung der Stimmung zu erreichen. Hierzu können standardisierte Aktivitätslisten verwendet oder individuelle Listen angefertigt werden (Hautzinger, 1998). Diese bilden die Grundlage für „Hausaufgaben", bei denen auch die Wirkung der Aktivitäten auf die Stimmung in Mehrspalten-Protokollen festgehalten werden sollte.

Aktivitätsaufbau

2. Einhergehend mit den Aktivitäten können *dysfunktionale Kognitionen* identifiziert werden, deren Inhalte im Sokratischen Dialog überprüft werden (zum Vorgehen s. Kap. 4.1.2). Ziel ist es, übermäßige Verallgemeinerungen (z. B. „Ich bin nichts als ein Kranker. Ich bin behindert für mein ganzes Leben"), Katastrophisierungen („Die Krankheit wird sich immer mehr ausbreiten und mein Leben überschatten") und Alles-oder-Nichts-Denken bezüglich Kontrollverlust („Ich kann nichts gegen die Krankheit tun") zu hinterfragen und eine differenzierte Bewertung zu ermöglichen.

Kognitive Umstrukturierung

3. Ein weiterer Ansatzpunkte besteht in einem *Training von Problemlösefähigkeiten* im Umgang mit krankheitsbedingten Belastungen. Es werden systematische Schritte des Problemlöseprozesses eingeübt: Problemdefinition, Zielklärung, Lösungsmöglichkeiten, Bewertung und Umsetzung (s. Kap. 4.1.2). Auf diese Weise sollen Probleme besser bearbeitet und ungünstigen Verarbeitungsweisen wie zum Beispiel Grübeln entgegengewirkt werden, die zu einer Ausweitung und Chronifizierung von Belastungen führen können (z. B. Entscheidung für eine

Problemlösetraining

Behandlung; Veränderungen im Lebensgewohnheiten aufgrund der Krankheit).

Soziales
Kompetenz-
training
4. Ein *Training sozialer Kompetenzen* ist angebracht, wenn die Verarbeitung der Hautkrankheit zu Selbstunsicherheit und sozialen Defiziten geführt hat. In Rollenspielen werden nonverbale und verbale Kriterien selbstsicheren Verhaltens eingeübt, die mit der Aufnahme von Kontakt zu anderen Menschen oder dem Vertreten eigener Interessen verbunden sind (Vorgehen s. Kap. 4.1.2). Diese Kriterien können dann auch auf krankheitsspezifische Problemsituationen übertragen werden (z. B. über die Krankheit informieren können, Umgang mit kritischen Bemerkungen auf Kratzen).

Kommunika-
tionstraining
5. Schließlich kann es hilfreich sein, die *Kommunikationsfertigkeiten des Patienten* zu fördern. Für die Qualität von Beziehungen zu nahestehenden Personen und für die Erhaltung eines sozialen Unterstützungssystems ist auch der Ausdruck von Gefühlen sehr wichtig. Die besonderen Belastungen aufgrund chronischer Krankheiten können es notwendig machen, konstruktive und direkte Weisen der Kommunikation von positiven Gefühlen, Wünschen und negativen Gefühlen (Depression, Ärger) einzuüben, wie sie in Kommunikationstrainings für Paare und Familien behandelt werden (Vorgehen s. Kap. 4.1.2).

Häufige Ziele von Trainings sozialer und Kommunikations-Kompetenzen bei Anpassungsstörungen

1. Training sozialer Kompetenzen
   - Selbstsicher für eigene Rechte eintreten können
   - Über die Hautkrankheit informieren können
   - Sich von negativen Reaktionen anderer abgrenzen können
   - Aufbau sozialer Kontakte

2. Kommunikationstraining
   - Direkter Ausdruck positiver Gefühle
   - Direkter Ausdruck von Wünschen
   - Direkter Ausdruck negativer Gefühle
   - Konstruktiver Umgangs mit Kritik
   - Partnerschaftliches Problemlösen

Schwerpunkte bei Entstellung und sozialen Ängsten

Ansatzpunkte für die Behandlung von Entstellungserleben sind kognitive Interventionen zur Stabilisierung des Selbstwertgefühls, Training sozialer Kompetenzen und Exposition. Die Behandlungsstrategie hängt jedoch auch von der Schwere der Hautkrankheit ab. Bei Hautkranken mit entstellenden Hautveränderungen kann die Erwartung negativer Reaktionen durchaus angemessen sein. In diesem Fall liegt der Schwerpunkt der Behandlung weniger in einer Überprüfung negativer Erwartungen, sondern in der Verbesserung der Bewältigung kritischer Situationen. Daher sollte die Konfrontation durch das Einüben spezifischer sozialer Kompetenzen in Rollenspielen, durch Entspannungstraining und Selbstinstruktion sorgfältig vorbereitet werden (Fiegenbaum, 1981). Ist hingegen die Erwartung negativer Reaktionen übertrieben, so entspricht die Vorgehensweise in vielen Aspekten der Behandlung sozialer Phobien bzw. der in Kap. 4.1.4 dargestellten Körperdysmorphen Störung.

Prinzipien der Angstbehandlung

Zur Vorbereitung der *Exposition* sollte eine Liste von problematischen Situationen gesammelt werden und in graduierter Form, therapeuten- oder selbstangeleitet, aufgesucht werden. Die Expositionen entsprechen sorgfältig geplanten *Verhaltensexperimenten*, in denen eine direktere und gezielte Überprüfung der Erwartung von Ablehnung erfolgt (Wells, 1997). Ein Beispiel für ein Verhaltensexperiment wäre die Aufgabe, auf einer Party andere Personen direkt ansprechen und deren Reaktionen zu registrieren. Dabei sollten in der Vorbereitung des Experimentes Kriterien für die Einordnung der Reaktionen genaustens diskutiert werden: „Welche Mimik spricht für Ablehnung? Wenn andere kurzangebunden reagieren, spricht dies für Ablehnung?"

Überprüfung der Erwartung von Ablehnung in Verhaltensexperimenten

Eine vielversprechende, empirisch noch zu überprüfende Methode zur Behandlung von Störungen des Körperkonzeptes stellt das *Videofeedback-Training* dar (Hünecke, 1993). Durch diese Methode wird eine Korrektur von statischen Repräsentationen des Aussehens erreicht, die durch Fotos oder im Spiegel entstehen und die zu einer selektiven Aufmerksamkeit für Hautmakel und die Überzeugung, entstellt zu sein, beiträgt. Durch Videofeedback können dynamischere, verhaltensbezogene Aspekte von Attraktivität (Gesprächsverhalten, Blickkontakt, Stimme) verdeutlicht werden, die eine einseitige Betonung des Aussehens korrigieren. Die Aufnahme sollte sich auf eine möglichst wenig problematische Gesprächssequenz beziehen, um ein möglichst natürliches Verhalten zu ermöglichen. Die Wiedergabe der Videoaufnahme löst oftmals selbstabwertende Kognitionen aus, die aufgegriffen und bearbeitet werden sollten. Videofeedback ist vermutlich weniger günstig bei größeren sozialen Defiziten, da eine negative Rückmeldung demotivierend wirken kann.

Videofeedback-training zur Korrektur von Fehlüberzeugungen bezüglich Attraktivität

Die *Überprüfung dysfunktionaler Kognitionen* geschieht sowohl in Verhaltensexperimenten als auch in der verbalen Überprüfung. Einige typische Denkfehler sind im Kasten dargestellt.

Dysfunktionale Kognitionen bei Entstellungserleben
A) Verzerrte Bewertungen der Hauterscheinungen als entstellend: – Übertreibung der Beeinträchtigung des Aussehens: „Ich sehe wegen meiner Hautkrankheit häßlich und unattraktiv aus".

- Fehlinterpretation der Reaktionen anderer als abwertend (Willkürliche Schlußfolgerungen): „Andere starren mich permanent an." „Andere ekeln sich vor mir".
- Verabsolutierender Perfektionismus: „Nur wenn ich makellos aussehe, bin ich akzeptabel"

B) Generalisierende Selbstabwertung aufgrund entstellender Hauterscheinungen:
- Dichotomes Denken: „Es gibt nur attraktive oder häßliche Menschen."
- Katastrophisieren: „Ich bin ein Aussätziger."
- Willkürliche Schlußfolgerung: „Ich bin wegen meiner Hautkrankheit ein wertloser Mensch."

Das Vorgehen in der verbalen Überprüfung ist in Kapitel 4.1.2 beschrieben. Ausgehend von der Analyse kritischer Situationen (z. B. sich in der Öffentlichkeit zeigen), werden problematische Kognitionen herausgearbeitet und im Sokratischen Dialog hinterfragt. Z. B. kann nach Beweisen für die mangelnde Attraktivität und Abwertung durch andere gefragt und Gegenbeweise gesammelt werden. Ein wesentliches Ziel der verbalen Überprüfung besteht darin, dem Patienten eigene Ressourcen und Kompetenzen bewußter zu machen und ihn zu einer differenzierteren Betrachtung der eigenen Attraktivität anzuregen (s.u. Interventionen zur Verbesserung des Selbstwertgefühls). In Mehrspaltenprotokollen wird zusätzlich eingeübt, eigene gedankliche Verzerrungen zu erkennen und zu korrigieren.

Kognitive Umstrukturierung zur Differenzierung des Selbstbildes

Ein *soziales Kompetenztraining* hilft, den Umgang mit negativen Umweltreaktionen wie Angestarrtwerden, Ablehnung und Ekel, Hilflosigkeit und distanziert-befangenen Reaktionen, oder unangemessenem Mitleid zu verbessern. In Rollenspielen werden Möglichkeiten entwickelt und eingeübt, im nonverbalen und verbalen Verhalten selbstsicher zu reagieren und die Situation aktiv zu bewältigen (zum Vorgehen s. Kap. 4.1.2). So ist es besonders wichtig, einzuüben, wie der Patient sich von unangemessenen Reaktionen anderer (aufdringliches Fragen, Anstarren, Äußerungen wie z. B. „Ist das ekelhaft!") selbstsicher abgrenzen kann. Günstig ist es, wenn der Patient selbst Möglichkeiten entwickelt, hierauf zu reagieren. Nicht selten zeigen Patienten spontan aggressive Reaktionen. Der Therapeut sollte als Rollenspielpartner Rückmeldung geben, daß diese zwar kurzfristig entlastend sein können, längerfristig jedoch zu Unverständnis führen und oftmals als „Gesichtsverlust" erlebt werden. Günstiger ist es, andere Personen auf die Unangemessenheit der Reaktion hinzuweisen (z. B.: „Ich finde, Ihre Reaktion ist taktlos und fehl am Platz."). Ebenso können die Übungen darauf abzielen, positive Verhaltensweisen einzuüben, wie z. B. Kontakt aufzunehmen, oder Informationen über die Krankheit zu geben, um Verständnis für die eigene Situation erzeugen („Das ist Schuppenflechte, eine Hautkrankheit. Ich werde häufig darauf angesprochen, wenn die Schuppenflechte

Sich selbstsicher von stigmatisierenden Reaktionen anderer abgrenzen können

gerade wieder einmal schlechter ist, und das ist manchmal sehr störend.").
Besonders wichtig ist es, daß der Therapeut in den Verhaltensübungen auch
auf die nonverbalen Aspekte selbstsicheren Verhaltens (ruhige Stimme,
Blickkontakt) achtet, da diese den Verlauf der Interaktion wesentlich mit-
bestimmen.

Bearbeitung eines negativen Selbstbildes

Die Bearbeitung eines negativen Selbstbildes erfolgt auf verbaler und behavioraler Ebene:

1. Verbale Überprüfung der dysfunktionalen Grundüberzeugungen:
   Zentrale Grundüberzeugungen werden in verbaler Form herausgearbeitet und sog. Denkfehler (z. B. Gedankenlesen, Katastrophisieren, Perso-
   nalisieren) identifiziert. In einem weiteren Schritt wird deren Evidenz
   überprüft (s. Kasten).

Verbale und behaviorale Überprüfung dysfunktionaler Kognitionen

Schließlich werden realitätsangemessene Selbstbewertungen in der Thera-
piesitzung notiert, um diese in problematischen Situationen durch Selbstinstruktion umzusetzen. Dies kann z. B. dadurch geschehen, daß problematische Situationen aufgesucht und mit Hilfe von Mehrspaltenprotokollen die
Korrektur dysfunktionaler in angemessene Gedanken eingeübt wird.

Techniken zur Veränderung dysfunktionaler Überzeugungen

- *Rationale Disputation:* Es werden systematisch die Evidenzen für und
  gegen die Überzeugungen gesammelt: „Was spricht dafür? Was spricht
  dagegen? Was wäre daran das Schlimmste, wenn es wahr wäre?"

- *„Positiv-Ereignis"-Tagebuch:* Es werden alle Ereignisse gesammelt,
  die mit der Überzeugung inkompatibel sind. Z. B.: „Ich bin unattrak-
  tiv": → Es werden alle Formen von Aufmerksamkeit notiert, die andere Personen für einen zeigen.

- *„Kuchen-Technik":* Hierbei wird die Bedeutung unterschiedlicher
  Faktoren quantifiziert; z. B. wird die Bedeutung von Aussehen und
  anderen Eigenschaften in einem Kreis durch die Größe des Torten-
  stückes symbolisiert (s. Abb. 5, S. 79).

---

2. Behaviorale Überprüfung von dysfunktionalen Grundüberzeugungen:
   Bei diesem Ansatz werden spezifische Vorhersagen gemacht, die dann
   in Verhaltensexperimenten überprüft werden, indem das Ergebnis mit
   der Vorhersage verglichen wird. Z. B. können Patienten mit niedrigem
   Selbstwertgefühl dazu motiviert werden, Bekannte und Freunde zu einer Party einzuladen. Überprüft wird die Erwartung, daß nur wenige
   Personen kommen, da sie „kein Interesse" am Patienten haben.

Techniken zur Bearbeitung eines negativen Selbstbildes

„Profilvergleich":

Bei dieser Technik wird eine Beurteilung von anderen und sich selbst auf subjektiv relevanten Dimensionen gegeben. Ziel ist es, eine Differenzierung des Selbstbildes mit Stärken und Schwächen zu erreichen.

z. B.

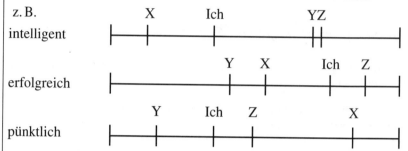

„Bildung eines Kontinuums":

Es werden zu einer Bewertungsdimension Skalenstufen gebildet und die Pole mit Extremkategorien besetzt. Hierdurch soll zu einer Differenzierung von extremen Grundüberzeugungen angeregt werden. Z. B. „Ich bin häßlich.":

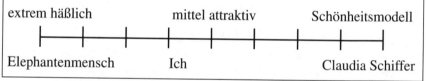

Fallbeispiel für die Behandlung von Entstellungserleben bei Psoriasis

In einem Verhaltenstraining wurden zunächst verbale und nonverbale Aspekte selbstsicheren Verhaltens anhand einfacher Alltagssituationen (sich beim Nachbarn über Ruhestörung beschweren) veranschaulicht und deren Bedeutung für die Bewältigung der krankheitsbedingten Probleme besprochen. In Rollenspielen wurden dann verschiedene Möglichkeiten eingeübt, auf Rückfragen anderer Personen zur Psoriasis zu reagieren: über die Krankheit in wenigen Sätzen zu informieren oder sich von negativen Reaktionen (Abwertung, Distanzierung, Befangenheit, Mitleid) zu distanzieren. Dabei wurde eingeübt, die negative Verhaltensweise der anderen Person anzusprechen und die eigene Bewertung zu verbalisieren, gleichzeitig nonverbale Merkmale von Selbstsicherheit (bes. Blickkontakt) zu zeigen. Hierbei war es wichtig, in den Rollenspielen aktivierte selbstabwertende Kognitionen („Jemanden mit so einem häßlichen Aussehen würde ich auch nicht akzeptieren können") zu hinterfragen („Was spricht dagegen? Nach welchen Kriterien beurteilen sie, wie sympathisch jemand ist? Welche Personen finden Sie sympathisch? Wie wichtig ist Ihnen dabei das Aussehen?"). Als erste Hausaufgabe sollte die Patientin mit einer Kollegin ihres Vertrauens in einer Pause über die Psoriasis sprechen und dabei über die Krankheit informieren. Die Patientin hatte die Erwartung, daß die Kollegin befangen und angespannt reagieren würde; tatsächlich machte sie jedoch die Erfahrung, daß diese sehr positiv und mit Verständnis reagierte und beiläufig auch von der Neurodermitis ihres Kindes erzählte. Die Patientin wurde positiv verstärkt und ermutigt, wieder mehr Kontakte aufzunehmen; ihre Erwartungen, andere könnten negativ auf die Psoriasis reagieren, wurden in Verhaltensexperimenten überprüft. Diese wurden in Rollenspielen vorbereitet und unterschiedliche Möglichkeiten des selbstsicheren Umgangs mit Problemsituationen eingeübt. Die Patientin konnte hierdurch ihr soziales Rückzugs- und Vermeidungsverhalten zunehmend abbauen und ihre Stimmungslage verbessern. Abschließend wurde mit ihr in Rollenspielen bearbeitet, wie sie einen potentiellen Partner in geeigneter Weise über ihre Psoriasis informieren könnte. Parallel hierzu wurden erneut negative Kognitionen aufgegriffen und im sokratischen Dialog hinterfragt. Im Vordergrund stand hierbei vor allem die Überbewertung des Aussehens als Kennzeichen für Attraktivität. Im Videofeedback wurde ihre Aufmerksamkeit stärker auf ihre attraktive Seiten im Verhalten gelenkt. Die Patientin zeigte sich zunehmend selbstbewußter und entwickelte ein differenzierteres und positiveres Selbstbild.

Patientenschulung

Unter Patientenschulung versteht man die Vermittlung von Informationen über die Krankheit und deren Behandlung mit dem Ziel, daß die Betroffenen ihr Wissen eigenverantwortlich auf die krankheitsbedingten Anforderungen anwenden und diese wirksamer bewältigen können (Warschburger & Petermann, 1999). Zumeist in Form von Referaten mit Gruppendiskussionen, oder mit Hilfe von schriftlichem Material, werden Informationen vermittelt über Ursachen und Verlauf der Erkrankung, medikamentöser Behandlung und deren Nebenwirkungen, Informationen über das Behandlungssetting, finanzielle und soziale Bedingungen sowie Rückfallprophylaxe.

Vermittlung von Informationen

Thematisch eingegrenzt, tauschen die Teilnehmer ihre persönlichen Erfahrungen aus und verbessern ihren Wissensstand. Dabei hat der Gruppenleiter die Funktion eines Moderators, der die Gesprächsrunde moderiert und einen freien Austausch fördert. Ziel ist es, das krankheitsbezogene Selbstmanagement zu verbessern, indem
- die Compliance mit dem Medikamentenplan verbessert,
- symptomverschlechternde Bedingungen vermieden,

- angemessen auf akute Krankheitsepisoden reagiert,
- eine optimale Interaktion mit dem Gesundheitssystem gewährleistet,
- und präventive Maßnahmen ergriffen werden.

Es bietet sich nicht nur aus Gründen der Ökonomie an, die Informationen in Gruppen zu vermitteln, da die Patienten sich in diesem Rahmen auch untereinander emotionale Unterstützung geben und sich gegenseitig als Modell für günstige Bewältigung dienen können.

| Themenschwerpunkte eines dermatologischen Schulungsprogramms für Neurodermitis in Gruppen (Stangier et al., 1996) ||
Sitzung	Thema
1	Neurodermitis – Definition, Ätiologie, Pathogenese
2	Juckreiz – Verhalten, Externa, Medikamente
3	Hautpflege (1) – indifferente Externa
4	Hautpflege (2) – Cortison, Teer, Antibiotika
5	Allergie
6	Licht und Klima
7	Waschen, Hautpflege, Kosmetik, Kleidung
8	Ernährung und Diät
9	Beruf, Freizeit, Hobby, Arbeitsplatzschäden
10	Alternative Therapien
11	Psyche und Haut
12	Offene Fragen

Schulungsprogramme alleine nicht ausreichend

Auf dermatologische Störungsbilder bezogene Schulungsprogramme existieren u. a. für Patienten mit Neurodermitis (Stangier, Gieler & Ehlers, 1996), Psoriasis (Zachariae et al., 1996), und Malignem Melanom (Fawzy, Cousins, Fawzy et al., 1990). Allerdings sprechen die Untersuchungsergebnisse dafür, daß Informationsvermittlung bei Patienten mit chronischen Hautkrankheiten nur eine Voraussetzung für gezieltere Behandlungsansätze und weniger eine eigenständige Intervention darstellt.

4.1.4 Körperdysmorphe Störung

Vorbereitungs- und Motivierungsphase

Häufig lange Motivationsphase

Die Dauer der diagnostische Eingangsphase (s. Kap. 3.3.2) ist von der Psychotherapiemotivation und der therapeutischen Beziehung abhängig und kann sich zeitlich erheblich (z. B. bis zu einem Jahr) ausgedehnt. Sie überlappt sich in der Regel mit der therapeutischen Vorbereitungs- und Motivierungsphase, in der ein Erklärungsmodell der Störung erarbeitet und auf erste therapeutische Interventionen hingearbeitet wird. Erst wenn eine ausreichende Einsicht in die Bedeutung eigener Verarbeitungs- und Verhaltensmuster gegeben ist, kann der Patient angeleitet werden, problematische Verhaltensweisen (z. B. Kontrollrituale), Gedanken in kritischen Situationen und Stimmung in einem Selbstbeobachtungs-Protokoll zu registrieren.

Vielfach melden sich Patienten mit Körperdysmorpher Störung zur Psychotherapie wegen akuter Belastungen an, die häufig auch mit der Störung im Zusammenhang stehen, z. B. Probleme in Partnerschaft oder Familie oder am Arbeitsplatz, soziale Isolation oder depressive Gefühle. In diesen Fällen ist es sinnvoll, zunächst gemeinsam mit dem Patienten nach Möglichkeiten der Entlastung und emotionalen Stabilisierung zu suchen. Bei akuter Suizidalität wird es zunächst notwendig sein, entlastende und stützende Interventionen (ggf. auch vorübergehende stationäre Behandlung) einzuleiten.

Krisen und Suizidalität bewältigen

In dieser Phase können auch erste Interventionen darauf abzielen, die Kompetenzen des Patienten im Umgang mit seinen Problemen zu verbessern, etwa durch ein Problemlöse-Training zum Abbau familiärer und partnerschaftlicher Probleme. Darüber hinaus zeigen viele Patienten mit depressiven Symptomen ein deutliches Defizit an positiven Aktivitäten. Wie in der Behandlung von depressiven Patienten können Maßnahmen zur Verstärkung angenehmer Aktivitäten oder Aktivitäten, die mit Erfolgserlebnissen verbunden sind, zu einer Stimmungsverbesserung beitragen und hierdurch die Motivation für eine Mitarbeit in der nachfolgenden Expositionsphase erhöhen.

Depressive Probleme behandeln

Schematischer Ablauf der kognitiv-behavioralen Behandlung der Körperdysmorphen Störung
Vorbereitungs- und Motivierungsphase
– Beziehungsaufbau und Diagnostik
– Verhaltens- und Bedingungsanalyse
– Modellbildung und Vermittlung eines Therapierationals
Interventionsphase
– Entlastende Maßnahmen und Kompetenzaufbau
– Exposition und Kognitive Umstrukturierung
– Bearbeitung von Grundüberzeugungen
– Stabilisierung und Rückfallprophylaxe

Modellbildung und Darstellung des Therapierationals

Die Entwicklung eines psychologischen Verständnisses der Problematik stellt eine der wesentlichen Ziele in der Eingangsphase der Therapie dar. Dabei sollte das Erleben des Patienten einer Entstellung akzeptiert und hierfür Verständnis gezeigt werden. Als Kernproblem sollte die übermäßige Bedeutung, die die Beschäftigung mit dem Aussehen in allen Lebensbereichen eingenommen hat, definiert werden. Insbesondere bei wahnhafter Fixierung ist ein konfrontierendes Hinterfragen der Überzeugung, entstellt zu sein, nicht sinnvoll; in diesem Punkt bestehen Ähnlichkeiten zwischen der Behandlung bei entstellenden Hautkrankheiten und bei Körperdysmorpher Störung. Als Ziel der Psychotherapie wird definiert, die Belastungen durch das Erleben von Entstellung besser bewältigen zu können.

Erleben des Patienten akzeptieren

Erklärungsmodell und Therapierational bei Körperdysmorpher Störung
„Die ständige Beschäftigung mit ... (Defekt nennen) nimmt oftmals viel Zeit im Tagesablauf ein und belastet sie sehr stark. Ihr Aussehen hat dadurch eine so wichtige Rolle bekommen, daß es ihr Leben überschattet und ihr Selbstbewußtsein völlig beeinträchtigt. In der Therapie wird darauf hingearbeitet, daß Sie die vermiedenen Situationen aufsuchen, unterlassene Aktivitäten wieder aufnehmen und mehr Selbstvertrauen entwickeln können. Es werden spezielle Methoden zur Anwendung kommen, die Ihnen helfen, Ihre Gefühle in sozialen Situationen zu verändern, die Beziehungen zu anderen Menschen zu verbessern und ein positiveres Selbstbild zu entwickeln. Es hat sich gezeigt, daß diese Methoden bei Problemen wie Ihrem wirksam sind."

Bei leichteren Störungsformen, mit einer genügenden Einsicht in die psychologischen Ursachen der Problematik, können die explizite Mitteilung der Diagnose und detailliertere Information über die Störung hingegen entlastend und motivierend wirken (Phillipps, 1996). In diesen Fällen kann es sinnvoll sein, die Informationen aus Exploration und Fragebögen in ein schriftliches Schema mit den wichtigsten Elementen zu integrieren; eine entsprechende Vorlage ist im Anhang (S. 105) dargestellt. Ein solches Modell hilft dem Patienten, sein Problem nach konkreten Aspekten zu differenzieren und hierdurch die bedrängenden Emotionen angesichts seines diffusen und unlösbaren Problems zu überwinden.

Erklärungsmodell schriftlich festhalten

Exposition und Kognitive Umstrukturierung

Exposition und kognitive Umstrukturierung stellen die zentralen Wirkelemente der Behandlung dar. Die Exposition beinhaltet das Aufsuchen vermiedener Situationen, ohne problematische Verhaltensweisen durchzufüh-

76

ren (d. h. den vermuteten Makel abzudecken, eine Rückmeldung zum Aussehen einzuholen oder Kontrollrituale durchzuführen) (Veale, Gournay et al., 1996; Neziroglu & Yaryura-Tobias, 1993).

Exposition/Kognitive Umstrukturierung bei Körperdysmorpher Störung
Aufsuchen vermiedener Situationen
– graduierte Bearbeitung einer Hierarchie
– möglichst therapeutengeleitet (Kontrolle von „Reaktionsverhinderung")
– Lenkung der Aufmerksamkeit nach außen
– gezielte Überprüfung von negativen Erwartungen
„Reaktionsverhinderung": Unterlassen problematischer Verhaltensweisen
– Abdecken des Defektes
– Sicherheitsverhalten (Verhindern des Sichtbarwerdens der „Entstellung")
– Suche nach Rückmeldung zum Aussehen
– Kontrollrituale (z. B. vor dem Spiegel)
Kognitive Umstrukturierung
– Ziel: Korrektur der übermäßigen Bedeutung des Aussehens
– keine direkte Überprüfung der Fehlwahrnehmung des Aussehens

a) Identifizierung problematischer Verhaltensweisen:

Die Überzeugungen, auf welche Weise ein Körperteil als häßlich und entstellend erlebt wird und welche Gegenmaßnahmen ergriffen werden, können außerordentlich individuell und idiosynkratisch sein. Im folgenden werden einige Beispiele genannt.

– Vermiedene Situationen oder Aktivitäten, die aufgesucht werden sollten, können sein: körperlicher Kontakt, berufliche Tätigkeiten, Einkaufen, Sport, soziale Aktivitäten (auf Feste oder Feiern gehen, Kino, Theater, Restaurants), sich vor dem Spiegel betrachten (häufiger ein Kontrollritual als Vermeidungsverhalten), Haare waschen oder föhnen (bei Überzeugung von Haarausfall), Blickkontakt, unbekannte Personen ansprechen etc.

Problematische Formen von Verhaltensweisen, die zur Aufrechterhaltung der Störung beitragen und in der Exposition unterlassen werden sollen, sind:

– Abdecken des Defektes (camouflaging): durch Make-up, exzessiver Gebrauch von Kosmetika oder Medikamenten, Sonnenbrille, Schal, weite Kleidung, bestimmte Haarschnitte etc.

Problem-verhalten: Vermeidung, Sicherheitsver-halten, Abdecken, zwanghaftes Kontrollieren

- Sicherheitsverhalten, die das Sichtbarwerden des Mangels verhindern sollen, z. B. bestimmte Körperhaltungen einzunehmen, Defekt mit der Hand verdecken, sich von direktem Licht abwenden, körperliche Nähe vermeiden, etc.
- Rückmeldung zum Aussehen kann insbesondere von Partnern oder Familienmitgliedern, von der Kosmetikerin oder dem Arzt eingeholt werden.
- Kontrollrituale können sein: sich vor dem Spiegel betrachten, mit den Händen zu betasten, reflektierende Gegenstände benutzen, etc.

b) Aufstellen einer Hierarchie von vermiedenen, angstauslösenden Situationen:

Hierbei können folgende Aspekte relevant sein: Vertrautheitsgrad und Zahl der anwesenden Personen bei Exposition, Tageszeit (Licht!), und Distanz des exponierten „häßlichen" Körperteils zu anwesenden Personen.

c) Exposition und Verhaltensexperimente:

Exposition: Problemverhalten unterlassen und Aufmerksamkeit nach außen lenken

Die Exposition sollte zu Beginn möglichst therapeutengeleitet durchgeführt werden, um den Patienten zum Aufsuchen der problematischen Situation und Unterlassen problematischer Verhaltensweisen (Schminken, Sicherheitsverhalten, Kontrollrituale) zu motivieren. Gleichzeitig soll die Aufmerksamkeit von eigenen Emotionen oder verzerrten visuellen Vorstellungen des „häßlichen Anblicks" nach „außen" hin, d. h. auf soziale Situationsaspekte, umgelenkt werden. Hierdurch wird die Aufnahme von korrigierenden Informationen der „äußeren Realität" verbessert. Dies kann z. B. dadurch gewährleistet werden, daß der Patient eine Unterhaltung mit anderen Personen bei unterschiedlichen Distanzen beginnen soll.

In Verhaltensexperimenten wird die Erwartung überprüft, daß andere Personen auf den äußerlichen Makel negativ reagieren. Hierzu werden vorher möglichst eindeutige, verbale oder nonverbale Anzeichen für negative Reaktionen definiert und dann in der Situation beobachtet. Auf diese Weise kann z. B. auch der Alternativgedanke getestet werden: „Andere akzeptieren mich auch mit meinem Aussehen, so wie ich bin."

Typische dysfunktionale Kognitionen bei Körperdysmorpher Störung
- „Das Aussehen von ... (Körperteil) ist häßlich (oder: merkwürdig, lächerlich)."
- „Was auch immer andere sagen, in ihrem Inneren glauben sie, daß ich häßlich bin."
- „Wenn ich aufgrund des äußerlichen Mangels häßlich bin, bin ich durch und durch als Person minderwertig."
- „Mein Aussehen muß absolut perfekt sein."

d) *Kognitive Umstrukturierung:*

Die gestufte Exposition ist eingebettet in eine Umstrukturierung der dysfunktionalen Kognitionen. Im Mittelpunkt steht die selektive Überbetonung des äußerlichen Erscheinungsbildes als Maßstab für die Bewertung der eigenen Person. Eine direkte Überprüfung verzerrter Wahrnehmung und Bewertung des vermeintlichen Defektes ist nicht sinnvoll, da diese nicht aufgrund von Logik oder Erfahrung, sondern aus emotionalen Kriterien abgeleitet sind. Der Schwerpunkt liegt nicht auf einer Korrektur der verzerrten Selbsteinschätzung, sondern der übermäßigen Bedeutung des Aussehens. Diese kann z. B. durch die sog. „Tortentechnik" verdeutlicht werden (s. Abb. 5). Dabei quantifiziert der Patient zuerst die (übertriebene) Bedeutung und dann, nach Sokratischem Dialog, die angestrebte oder angemessene Bedeutung.

Überbewertung des Aussehens hinterfragen

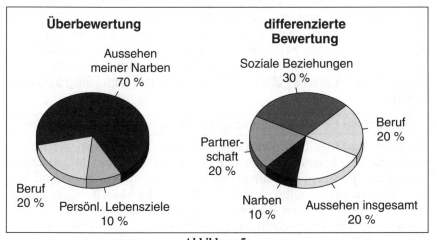

Abbildung 5:
Kognitive Umstrukturierung der Überbewertung des Aussehens: „Tortentechnik"

Problematische Kognitionen (z. B. „Alle starren immer nur auf meine Entstellung"), die im Verlauf der Exposition aktiviert werden, können anschließend im Sokratischen Dialog hinsichtlich ihrer Evidenz hinterfragt werden. Gelingt es, realitätsangemessenere Alternativ-Gedanken zu entwickeln, so sollten diese aufgeschrieben und möglichst in selbstangeleiteten Expositionen in Form von Hausaufgaben eingeübt werden.

e) *Video-Feedback, Spiegel-Übung und andere Formen der direkten Konfrontation mit dem eigenen Aussehen:*

Direkte Konfrontationen mit dem „häßlichen" Körperteil können im weiteren Verlauf eingesetzt werden, um Alternativ-Gedanken einzuüben. Der Patient kann z. B. dazu angeleitet werden, sich im Spiegel anzuschauen und die Alternativ-Gedanken selbst vorzusprechen. Eine noch stärkere Konfrontation beinhaltet Video-Feedback (Kap. 4.1.2.4). Dieses ermöglicht einen

79

Wechsel der Perspektive, in der mehr das eigene Verhalten als das Aussehen im Mittelpunkt steht und behaviorale Aspekte der Attraktivität verdeutlicht werden. Bislang fehlen jedoch kontrollierte Behandlungsstudien, um die von Hünecke berichteten Behandlungseffekte zu generalisieren. Möglicherweise setzt der Einsatz von Video-Feedback eine stärkere Einsicht in die eigene Problematik voraus, als sie Patienten mit schwereren Formen der Körperdysmorphen Störung aufweisen.

f) Bearbeitung von Grundüberzeugungen:

Zur Etablierung einer dauerhaften Einstellungsänderung ist es notwendig, die Bedeutung des Aussehens als Gradmesser für die Selbstbewertung auch in den Grundüberzeugungen zu relativieren. Als eine wirkungsvolle Technik insbesondere bei starker Fixierung der dysfunktionalen Einstellungen bietet sich die Technik der Rollenumkehr (reversed role-play; Newell & Shrubb, 1994) an. Hierbei wird der Patient gebeten, die Gegenposition zu eigenen Einstellungen zu übernehmen und diese gegenüber dem Therapeuten, der die Position des Patienten übernimmt, zu verteidigen. Ziel dieser Technik ist es, logische Fehler zu identifizieren und zum Hinterfragen anzuregen.

Fallbeispiel für die Behandlung der Körperdysmorphen Störung

Angeregt durch Selbstbeobachtung und eines hieraus abgeleiteten Störungsmodells, konnte die Patientin zunehmend die Einsicht gewinnen, daß andere Personen die Narben möglicherweise nicht so abstoßend finden könnten wie sie selbst. Auf der Grundlage des Modells wurden auch die Faktoren besprochen, die ihre „überempfindliche" Wahrnehmung erklären könnten: die perfektionistische Einstellung zum Aussehen, die exzessive Selbstbetrachtung und selektive Aufmerksamkeit im Spiegel, der Rückzug und die Vermeidung von zwischenmenschlichen Kontakten. Eine weitere, günstige Ausgangsbedingung für die nachfolgende Expositionsbehandlung war ihre Motivation, wieder „ein normales Leben zurückzugewinnen", ohne stundenlange Rituale vor dem Spiegel, Depression und sozialer Isolation. Es wurde vereinbart, die Kontrollrituale zu reduzieren und statt dessen positive Aktivitäten gezielt wiederaufzunehmen. Dann wurde eine Hierarchie von angstauslösenden Situationen aufgestellt, die schrittweise in der Expositionsbehandlung angegangen wurden. Die Hierarchie umfaßte: Fotos von sich betrachten (20% der maximalen Angst), jemandem Fotos von sich zeigen (30%), sich Kleidung in einer Boutique kaufen (40%), Theaterbesuch (50%), sich mit einer Freundin verabreden (60%), sich in einer universitären Veranstaltung melden (70%), einen männlichen Studenten wegen einer Studienangelegenheit ansprechen (80%), eine Diskothek besuchen (90%), eine öffentliche Toilette aufsuchen (90%), eine Party besuchen (95%). Die Hierarchie wurde in aufsteigender Reihenfolge bearbeitet, davon die ersten drei therapeutengeleitet. Sehr gründlich wurden ihre safety behaviours analysiert („Maßnahmen zum Verdecken der Narben oder Verhindern, daß andere die Narben wahrnehmen können") und schriftlich festgehalten (z. B. keine bedeckenden Kleidungsstücke, Blick nicht abwenden oder Gesicht nach unten richten, Orte möglichst nicht in der Dämmerung oder zu ruhigen Nebenzeiten aufsuchen, Kontakte nicht kurzhalten oder sich abweisend verhalten, etc.). Zusätzlich wurden vorher möglichst eindeutige Kriterien festgehalten, wonach ablehnende Reaktionen anderer auf die Narben erkannt werden könnten (Blickrichtung, Gesichtsausdruck). Trotz der Rückmeldung, daß andere Personen offensichtlich nicht ablehnend auf die Narben reagierten, verliefen die Konfrontationsübungen nicht ohne Komplikationen. Insbesondere wurden parallel hierzu die Behandlung der sozialen Defizite im Kontaktverhalten und das tief verwurzelte negative Selbstbild notwendig. Zudem wurde auch vorübergehend ein starkes Entstellungserleben ausgelöst, das immer wieder den Wunsch nach operativer Korrektur aufkommen ließ. Insgesamt konnte die Patientin jedoch ihren sozialen Handlungsspielraum erweitern und erfuhr aus den Kontakten positive Rückmeldung, die ihr Selbstvertrauen erheblich stärkte.

g) Stabilisierung und Rückfallprophylaxe:

Gezielte Maßnahmen zur Aufrechterhaltung der Therapieeffekte setzen an einer Unterscheidung von dem als „normal" zu bezeichnenden und zu erwartendem Wiederauftreten von Symptomen und ausgesprochenen Rückfällen aus. In einer Abschlußsitzung sollte vereinbart werden, daß bei Wiederauftreten von Symptomen zunächst in Eigenregie Exposition und kognitive Umstrukturierung wieder aufgenommen werden sollte. Falls diese Maßnahmen nicht zu einer Stabilisierung führen sollten, wird ein telefonischer „Notfall"-Termin mit dem Therapeuten vereinbart (McKay, Todaro, Neziroglu et al., 1997).

Bei Rückfall selbstangeleitete Konfrontation und kognitive Umstrukturierung

Psychopharmakologische Behandlung

Bislang liegen neben Einzelfallbeschreibungen zwei Gruppenstudien zur Behandlung mit Serotonin-Wiederaufnahme-Hemmer (Fluvoxamin) bzw. trizyklischen Antidepressiva (Clomipramin) vor (jeweils ohne Kontrolle durch Placebo-Behandlung).

Der Serotonin-Wiederaufnahme-Hemmers Fluvoxamin (Fevarin®) zeigte, bei Aufdosierung von 50 mg initial in eineinhalb Wochen auf 150 mg/Tag und anschließend flexible Einstellung, bei 30 Patienten mit Körperdysmorpher Störung (davon 7 wahnhaft) nach 16 Wochen bei 63.3% der in der Studie verbliebenen Probanden klinisch signifikante Verbesserung der Symptomatik (Phillips, Dwight et al., 1998). Die drop-out-Rate lag bei 40%

Serotonin-Wiederaufnahme-Hemmer und trizyklischen Antidepressiva

(Ursachen: Nebeneffekte des Medikamentes, Symptomverschlechterungen oder mangelnde Compliance).

Das trizyklische Antidepressivum Clomipramin (Anafranil®; Hauptwirkung Serotonin-Wiederaufnahme-Hemmung) wurde mit Desipramin (Pertofran®; Hauptwirkung Noradrenalin-Wiederaufnahme-Hemmung) in einer randomisierten Doppelblindstudie mit crossover-Design bei 29 Patienten (davon 12 wahnhaft) verglichen (Hollander, Allen, Kwon et al., 1999). Die Aufdosierung wurde einschleichend mit jeweils initial 25 mg/Tag bis zur tolerierten Höchstdosis (Maximum 250 mg/Tag) vorgenommen (mittlere Dosierungen: Comipramin 138 mg, Desipramin 147 mg/Tag). Nach 16 Wochen Behandlungsphase zeigte sich Clomipramin der Desipramin-Behandlung signifikant überlegen, insbesondere bei wahnhaftem Subtyp. Die drop-out-Rate lag bei 28% (hauptsächlich Nebenwirkungen von Desipramin und Noncompliance). Interessanterweise waren die Behandlungseffekte in beiden Studien unabhängig von dem Vorliegen eines wahnhaften Subtyps.

4.2 Varianten der Methoden und Kombinationen

Kombinierte verhaltensmedizinische Gruppenprogramme

Standardisierte Behandlungspakete für Gruppen

Die Integration von Entspannungs- und imaginativen Methoden, Selbstkontrollverfahren, Verhaltenstraining und kognitive Verfahren sowie Informationsvermittlung in standardisierten Gruppenprogrammen stellt eine günstige Alternative zur individualisierten Einzeltherapie dar, da

– die Wirkung sozialer Unterstützung durch andere Betroffene besser genutzt werden kann,
– ein Informationsaustausch unter den Betroffenen ermöglicht wird,
– Gruppenprogramme ökonomischer und günstiger angeboten werden können,
– Institutionen die Versorgung von spezifischen Patientengruppen erweitern und verbessern können.

Standardisiertes Gruppenprogramm bei Neurodermitis

In den letzten Jahren wurden solche Gruppenprogramme für eine Reihe von Hautkrankheiten entwickelt und evaluiert, u. a. Neurodermitis, Psoriasis, Akne, Herpes genitalis und malignes Melanom. Tabelle 4 gibt beispielhaft einen Überblick über den Aufbau eines ambulanten Gruppenprogramms für Neurodermitis (Stangier et al., 1996), in dem Selbstkontrolltechniken zum Abbau des Kratzverhaltens, Entspannungs- und Imaginationsmethoden sowie ein soziales Kompetenz-/Kommunikationstraining eingesetzt werden, um problematischen Einflußfaktoren auf die Neurodermitis entgegenzuwirken und die Krankheitsbewältigung zu verbessern.

82

Tabelle 4:

Ablauf eines ambulanten verhaltensmedizinischen Gruppenprogramms für Neurodermitis-Patienten (nach Stangier, Ehlers, & Gieler, 1996)

Sitzung	Kratzen	Interpersonales Verhalten	Entspannung
1	Selbstbeobachtungs-protokoll (Einführung)	Rollenspiel: Selbstsicheres Verhalten	Progressive Muskelentspannung: lange Version
2	Häufige Auslöser von Kratzen	*Wiederholung*	*Wiederholung*
3	Auslöser und Folgen des Juckreiz-Kratz-Zirkels	Rollenspiel: Selbstsicher auf Stigmatisierung reagieren	Progressive Muskelentspannung: Kurzversion
4	Einfache Techniken der Selbstkontrolle	*Wiederholung*	Entspannung auf Hinweisreize
5	Habit-reversal Technik	Problemlösetraining	*Wiederholung*
6	Katastrophisierende Gedanken bezüglich Juckreiz	*Wiederholung*	Differentielle Entspannung
7	Positive Selbstinstruktion bezüglich Juckreiz	Direkter Ausdruck positiver Gefühle	Übung zur Wahrnehmung angenehmer Hautempfindungen
8	Auslöser für automatisches Kratzen	Direkter Ausdruck von Wünschen	*Wiederholung*
9	Anspannung als Auslöser für Kratzen	*Wiederholung*	Imaginationsübung „Kühle auf der Haut"
10	Verstärkung von Nicht-Kratzen	Direkter Ausdruck negativer Gefühle	*Wiederholung*
11	Positive Einflüsse auf die Haut	*Wiederholung*	*Wiederholung*
12	Rückfallprophylaxe	Aufrechterhaltung der Behandlungseffekte	Fortsetzung der Entspannungsübungen

Dieses Gruppenprogramm erwies sich in einer Therapievergleichsstudie (Ehlers et al., 1995) als effektiver als dermatologische Routinebehandlung oder alleinige Informationsvermittlung. Das 12 wöchentliche Sitzungen umfassende Programm wird in Gruppen von 6-8 Patienten durchgeführt. Um eine Überlastung der Teilnehmer durch allzu dichten Themenwechsel zu vermeiden, sollten Schwerpunkte gesetzt und weniger wichtige Themen ggf. reduziert werden. Eine Verkürzung des Programms im Rahmen der stationären Rehabilitation erscheint aus Zeitgründen sinnvoll, reduziert jedoch vermutlich die Effektivität. Die Wirkung des Programms beruht im wesentlichen Maße auf Übungen und erfordert einen genügend großen zeitlichen Spielraum, um die Anregungen in den Alltag umzusetzen. Die Effektivität des Progamms ist vermutlich noch größer, wenn man mehr als 12 Gruppensitzungen anbietet oder größere Zeitintervalle zwischen den Sitzungen läßt.

Verkürzung im stationären Setting sinnvoll

Schulungsprogramme für neurodermitiskranke Kinder/ Jugendliche und deren Eltern

Da chronische Hauterkrankungen und hiermit verbundene Belastungen das Risiko von psychischen Störungen erhöhen, ist es wichtig, möglichst frühzeitig Fehlentwicklungen vorzubeugen. Aufgrund der großen Verbreitung von Neurodermitis im Kindes- und Jugendalter wurden, ausgehend von Schulungsprogrammen für Erwachsene, in den letzten Jahren auch Ansätze einer Schulung von Kindern und Jugendlichen oder deren Eltern entwickelt.

Behandlungs-pakete für Kinder und Jugendliche mit Neurodermitis Die Einbeziehung der Eltern ist insbesondere bei Kleinkindern im Vorschulalter unumgänglich. Entspechende Beratungsprogramme (Gieler et al., 1992) umfassen neben einer Wissensvermittlung auch Entspannungsverfahren (Autogenes Training) für Eltern *und* Kinder sowie Maßnahmen zur Verbesserung des Umgangs mit Kratzen (Beobachtungsprotokoll, Anleitung zu bewältigungsorientierten Reaktionen der Eltern, Abbau von Bestrafung und Kontrolle).

Schulungsprogramme für Kinder und Jugendliche (Scheewe et al., 1997; Clausen et al., 1998) enthalten, analog zu Erwachsenenprogrammen, in altersgerechter didaktischer Form Wissensvermittlung, Anleitung zu eigenständiger Hautpflege, Entspannungsverfahren, Selbstbeobachtung und Selbstkontrolltechniken gegen Kratzen.

Tabelle 5

Inhalte von Schulungsprogrammen für Kinder/Jugendliche mit Neurodermitis und deren Eltern am Beispiel eines Kurses für Jugendliche (13-18 J.) (nach Clausen et al., 1998)

Sitzung	Medizinische Inhalte	Psychologische Inhalte
1	Klinisches Bild der Neurodermitis Physiologie und Pathophysiologie	Selbstbeobachtungs-Protokoll Strategien im Umgang mit Juckreiz und Kratzen
2	Allergische Auslöser und deren Vermeidung	Verhaltensübung: krankheitsbezogene Problemsituationen
3	Körperpflege und Hygiene Basispflege Stufenplan stadiengerechter Hautpflege	Verhaltensübung: Informationen geben und erfragen
4	Kortikoide/Immuntherapie Salben/Eincremen (mit Übungen)	
5	Nahrungsmittel: Allergologische Diagnostik und Ernährungsberatung (Ökotrophologin/Diätassistentin); Alternativtherapien;	Körper-/Enspannungsübung
6	Alltagstransfer und Prävention; Sonstige Themen (z.B. Berufswahl)	Besprechung: Prophylaxe/Umgang mit Krankheitsschüben

4.3 Effektivität und Prognose

4.3.1 Hautkrankheiten

Es gibt nur wenige randomisierte kontrollierte Studien, die die Wirksamkeit psychotherapeutischer Behandlungsansätze bei Hautkrankheiten belegen. Dabei wurden in der Regel Kombinationen der dargestellten Behandlungskomponenten überprüft, so daß Aussagen über einzelne Therapiemethoden selten möglich sind (Stangier & Ehlers, 2000). Empirisch gut abgesichert ist die Wirksamkeit von verhaltensmedizinischen Behandlungsprogrammen bei Neurodermitis, die soziales Kompetenztraining, Selbstkontrolltraining bezüglich Kratzen, Progressive Muskelentspannung und Informationsvermittlung enthalten (s. Kap. 4.2).

Kombinationsbehandlungen bei Neurodermitis am effektivsten

In der randomisierten Therapiestudie von Niebel (1995), die ein sog. dismantling-Design verfolgte, wurde ein sog. Kombiniertes Verhaltenstraining mit jeweils um eine Komponente reduzierte Versionen verglichen. In der Einjahres-Katamnese zeigte die Kombination mit allen Komponenten in der unabhängigen Beurteilung durch Dermatologen die höchste Symptomreduktion mit einer Effektstärke (Cohen's d) von 0.71, die niedrigste Entspannungstraining und Informationsvermittlung (d = 0.50). Die Wirkung wird durch Hinzunahme von Kratzkontrollstrategien deutlich erhöht (d = 0.69), durch Einbeziehung von Verhaltenstraining (Streßbewältigung, soziale Kompetenzen) jedoch nicht wesentlich verbessert (d = 0.71). Die Kontrollbedingung (nur Informationsvermittlung) wurde nicht bis zur Einjahres-Katamnese verfolgt. Die Interpretation der Ergebnisse wird jedoch dadurch erschwert, daß die Zahl der Sitzungen mit der Anzahl der Komponenten anstieg.

In der Untersuchung von Ehlers et al. (1995) wurden ein verhaltenstherapeutisches Programm, eine dermatologische Schulung, eine Kombinationsbehandlung aus beiden, Autogenes Training und eine dermatologische Routinebehandlung miteinander verglichen (Umfang jeweils 12 Sitzungen). In der Einjahres-Katamnese zeigten alle Programme mit psychologischen Komponenten eine signifikant deutlichere Symptomreduktion als das dermatologische Schulungsprogramm und auch dermatologische Routinebehandlung. Im Vergleich zu Niebel (1995) sind die Effekte der Kombinationsbehandlung etwas niedriger (d = 0.56), hingegen zeigt das Entspannungstraining (Autogenes Training mit symptomspezifischen Erweiterungen) deutlich günstigere Effekte (d = 0.70). Durch das Weglassen der Dermatologischen Schulung (d = 0.06) wird die Wirksamkeit des Verhaltenstherapeutischen Programms nur unwesentlich schwächer (d = 0.50).

Entspannungsmethoden und Kratzkontrolle als wirksamste Komponenten

Beide Studien belegen, daß Entspannungsmethoden (Autogenes Training und Progressive Muskelentspannung) auch langfristig sehr günstige Effekte auf den Hautzustand haben, wenn sie den besonderen Anforderungen der Krankheit angepaßt und durch Kratzkontrollstrategien (Selbstinstruktionen oder habit-reversal-Technik) erweitert werden. Hingegen scheint die Informationsvermittlung in Patientenschulungen psychologischen Maßnahmen eher unterlegen und lediglich in Kombination mit kognitiv-behavioralen Maßnahmen effektiv zu sein.

Übereinstimmung besteht zwischen beiden Studien hinsichtlich der Reduktion von Ängstlichkeit und Depressivität. Diese ist jedoch in allen Behandlungsansätzen und relativ unabhängig von Symptomverbesserungen zu beobachten und läßt vermuten, daß es sich um einen „unspezifischen", d.h. methodenunabhängigen Effekt handelt, der vielleicht auf soziale Unterstützung im Gruppensetting zurückzuführen ist.

Der Stellenwert von Verhaltenstrainings im Rahmen der Kombinationsbehandlungen ist unklar; Effekte ließen sich nur in subjektiven Maßen, die sich auf spezifische Bereiche (z. B. Soziale Ängste und Vermeidung) bezogen, erfassen. Möglicherweise ist die Dauer der Gruppenprogramme zu kurz (12 Sitzungen über drei Monate), um eine wirkungsvolle Umsetzung zu ermöglichen. Eine weitere Verkürzung erscheint im Hinblick auf diese Komponente jedenfalls nicht sinnvoll; eine auf sechs Sitzungen verkürzte Version des Marburger Gruppenprogrammes zeigte eine geringere Wirksamkeit als eine Version mit 12 Sitzungen (Augustin, 2000, persönliche Mitteilung).

Verbesserung der Überlebensrate bei Malignem Melanom

Gute Belege für die Effektivität eines krankheitsspezifischen Behandlungsprogramms wurde auch bei Malignem Melanom gefunden (Fawzy, Cousins, Fawzy et al., 1990). Dieses enthielt als Komponenten Problemlösetraining, Informationsvermittlung, Entspannungstraining und soziale Unterstützung. Im Vergleich zur unbehandelten Kontrollgruppe wurde im 6-Monats-Follow-up eine deutliche Reduktion der Depressivität und ein aktiveres Coping verzeichnet. In einer Nachuntersuchung nach sechs Jahren war ein aktiveres Coping wiederum mit einer deutlich günstigeren Prognose, erfaßt durch die Überlebensrate, verbunden (Fawzy, Fawzy, Hyun et al., 1993). Hinweise auf die Wirksamkeit von Gruppenprogrammen fanden sich auch bei Psoriasiskranken (Zacchariae et al., 1996).

Abzuwarten bleibt, ob sich die vorläufigen positiven Ergebnisse zu psychologischen Interventionen bei Neurodermitis im Kindes- und Jugendalter bestätigen lassen. Möglicherweise wird es notwendig sein, Kriterien für eine differentielle Indikation zu finden, nach denen eine effektive Zuweisung zu standardisierter Kurz-Beratung gegenüber einer individualisierten psychologischen Behandlung vorgenommen werden kann.

Zur Wirksamkeit von psychologischen Behandlungsansätzen bei Entstellung existieren nur wenige wissenschaftliche Untersuchungen. Hinweise

86

auf günstige Effekte von sozialem Kompetenztraining (Fiegenbaum, 1981), Exposition (Newell & Marks, 2000) und Videofeedback (Hünecke, 1993) bedürfen einer systematischeren Überprüfung in kontrollierten Therapiestudien.

Insgesamt läßt der gegenwärtige Forschungsstand die Schlußfolgerung zu, daß Gruppenprogramme, die krankheitsspezifische Komponenten kombinieren, bei chronischen Hautkrankheiten einen langfristig günstigen Einfluß auf die Symptomatik haben. Zu berücksichtigen ist, daß die Untersuchungsstichproben auf der Grundlage dermatologischer und nicht etwa psychologischer Diagnosen gebildet wurden. Z. B. wurden Maßnahmen für Streßbewältigung bei Neurodermitis-Patienten eingesetzt, jedoch eine individuell erhöhte Streßreaktivität nicht als Aufnahmekriterium für die Behandlung definiert. Es ist somit davon auszugehen, daß die Untersuchungsstichproben zu einem hohen Anteil auch Patienten umfassen, für die strenggenommen keine Behandlungsindikation bestand. Vermutlich können höhere Behandlungseffekte erzielt werden, wenn sich die Untersuchungen auf Patienten mit solchen Problemen beschränken, auf die sich auch die Interventionen beziehen.

Verbesserte Wirksamkeit bei psychologischer Indikation möglich

4.3.2 Körperdysmorphe Störung

In einer Reihe von kontrollierten Therapiestudien konnte die Wirksamkeit kognitiv-behavioraler Methoden nachgewiesen werden. Es handelt sich durchgängig um Therapiestudien, in denen Konfrontation mit kognitiver Umstrukturierung zur Anwendung kamen. Veale, Gournay et al. (1996) konnten hierdurch eine 50%ige Reduktion der YBOCS-Werte erzielen, gegenüber einer Verschlechterung in der Wartekontrollbedingung. Durch zusätzliche Maßnahmen zur Rückfallprophylaxe werden die Therapieeffekte auch langfristig aufrechterhalten. McKay, Todaro, Neziroglu, Campisi, Moritz und Yaryura-Tobias (1997) konnten z. B. deutliche Symptombesserungen hinsichtlich der Körperdysmorphen Störung sowie Depression, Vermeidung und Ängstlichkeit bis zu einem Zwei-Jahres Follow-Up nachweisen (McKay, 1999). Rosen et al. (1995) erreichten durch Konfrontation mit Reaktionsverhinderung bei 82% eine signifikante Symptombesserung (verglichen mit 7.4% in der Wartekontrollgruppe), die bei 77% auch noch nach 5 Monaten anhielt. Interessanterweise haben einige Autoren auch den kognitiv-behavioralen Ansatz im Gruppensetting verfolgt; offensichtlich ist der Ansatz jedoch mit der Gefahr einer höheren Drop-out-Rate verbunden (Wilhelm, Otto, Lohr & Deckersbach, 1999).

Konfrontation mit kognitiver Umstrukturierung nachweislich am effektivsten

Insgesamt sprechen die Ergebnisse dafür, daß mit störungsspezifischen kognitiv-behavioralen Interventionen, sowohl im Einzel- wie im Gruppensetting, auch langfristig gute Erfolge erzielt werden können. Die erzielten

Effekte erscheinen denen psychopharmakologischer Behandlungsansätze mindestens vergleichbar, im Hinblick auf drop-out-Raten und Langzeitwirkung sogar günstiger, sind jedoch möglicherweise auch auf Stichproben mit unterschiedlichen Schweregraden zurückzuführen. Es sollte jedoch auch festgestellt werden, daß trotz deutlicher Verbesserungen in der psychologischen Behandlung die meisten Patienten auch nach der Therapie keine vollständige Remission der Körperdysmorphen Störung aufweisen.

5 Literatur

Alexander, F. (1950). *Psychosomatic medicine.* New York: Norton.

Bernhard, J.D (1994). *Itch. Mechanisms and management of pruritus.* New York, N.Y.: McGraw-Hill.

Bohus, M. (2002). *Borderline-Störungen.* Fortschritte der Psychotherapie. Göttingen: Hogrefe.

Broda, M. & Muthny, F.A. (1990). *Umgang mit chronisch Kranken.* Stuttgart, Thieme.

Braun-Falco, O., Plewig, G. & Wolff, H.H. (1996). *Dermatologie und Venerologie* (4. Auflage). Berlin: Springer.

Buske-Kirschbaum, A., Jobst, S., Wustmans, A., Kirschbaum, C., Rauh, W. & Hellhammer, D. (1997). Attenuated free cortisol response to psychosocial stress in children with atopic dermatitis. *Psychosomatic Medicine, 59,* 419-426.

Charman, C.R., Morris, A.D. & Williams, H.C. (2000). Topical corticosteroid phobia in patients with atopic eczema. *British Journal of Dermatology, 142,* 931-936.

Clausen, K., Ciesla, R., Köhnlein, B. et al. (1998). Methodik und Didaktik der Neurodermitisschulung. *Prävention und Rehabilitation, 4,* 198-202.

Cohen, F. (1979). Personality, stress, and the development of physical illness. In G.C. Stone, N.E. Adler & F. Cohen, (Eds.), *Health psychology* (S. 77-111). San Francisco: Jossey-Bass.

Cohen, F., & Lazarus, R.S. (1979). Coping with the stresses of illness. In G.C. Stone, N.E. Adler, & F. Cohen (Eds.), *Health psychology* (pp. 217-254). San Francisco, CA: Jossey-Bass.

Devins, G.M. & Binik, Y.M. (1996). Faciliating coping with chronic physical illness. In M. Zeidner & N.S. Endler (Eds.), *Handbook of coping. Theory, research, applications* (pp. 640-696). New York, N.Y.: Wiley.

Dilling, H., Mombour, W., Schmidt, M.H. (1991) (Hrsg.): *Internationale Klassifikation psychischer Störungen: ICD-10: Kapitel V (F).* Bern: Huber.

Ehlers, A., Ösen, A., Wenninger, K., Gieler, U. (1994). Atopic dermatitis and stress: Possible role of negative communication with significant others. *International Journal of Behavioral Medicine, 1,* 107-121.

Ehlers, A., Stangier, U. & Gieler, U. (1995). Treatment of atopic dermatitis. A comparison of psychological and dermatological approaches to relapse prevention. *Journal of Consulting and Clinical Psychology, 63,* 624-635.

Ehlers, A., Stangier, U., Dohn, D. & Gieler, U. (1993). Kognitive Faktoren beim Juckreiz: Entwicklung und Validierung eines Fragebogens. *Verhaltenstherapie, 3,* 112-119.

Fawzy, F.I., Cousins, N., Fawzy, N.W., Kemeny, M.E., Elashoff, R. & Morton, D.L. (1990). A structured psychiatric intervention for cancer patients: 1. Changes over time in methods of coping and affective disturbance. *Archives of General Psychiatry, 47,* 720-725.

Fawzy, F.I., Fawzy, N.W., Hyun, C.S., Elashoff, R., Guthrie, D., Fahey, J.L & Morton, D.L. (1993). Malignant melanoma: Effects of an early structured psychiatric intervention, coping, and affective state on recurrence and survival 6 years later. *Archives of General Psychiatry, 50,* 681-689.

Fiegenbaum, W. (1981). A social training programm for clients with facial disfigurations: a contribution to the rehabilitation of cancer patients. *Journal of Rehabilitation Research, 4,* 501-509.

Finlay, A.Y. & Coles, E.C. (1995). The effect of severe psoriasis on the quality of life of 369 patients. *British Journal of Dermatology, 132,* 236-244.

Fritsch, P. (1998). *Dermatologie und Venerologie.* Berlin: Springer.

Gieler, U. (1994). Factitious Disease in the Field of Dermatology. *Psychotherapy and Psychosomatics, 62,* 48-55.

Gieler, U., Köhnlein, B., Schauer, U., Freiling, G. & Stangier, U. (1992). Eltern-Beratung bei Kindern mit atopischer Dermatitis. *Der Hautarzt, suppl. XI, 43,* 37-422.

Ginsburg, I.H. (1995). Psychological and psychophysiological aspects of psoriasis. *Dermatologic Clinics, 13,* 793-804.

Goffman, E. (1963). *Stigma: Notes on the Management of spoiled identity.* Englewood Cliffs, N.J.: Prentice-Hall. Deutsch: Goffman, E. (1977). Stigma – Über Techniken der Bewältigung beschädigter Identität. Frankfurt: Suhrkamp.

Harris D.L. (1982). Cosmetic surgery – where does ist begin? *British Journal of Plastic Surgery, 35,* 281-286.

Hautzinger, M., Bailer, M., Worall, H. & Keller, F. (1993). *Beck-Depressions-Inventar.* Bern: Huber.

Hautzinger, M. (1998). *Depression.* Fortschritte der Psychotherapie, Band 4. Göttingen: Hogrefe.

Hollander, E. & Aronowitz, B.R. (1999). Comorbid social anxiety and body dysmorphic disorder: Managing the complicated patient. *Journal of Clinical Psychiatry, 60* (suppl. 9), 27-31.

Hollander, E., Allen, A., Kwon, J., Aronowitz, B., Schmeidler, J., Wong, C. & Simeon, D. (1999). Clomipramine vs desipramine crossover trial in body dysmorphic disorder: selective efficacy of a serotonin reuptake inhibitor in imagined ugliness. *Archives of General Psychiatry, 56,* 1033-1039.

Hughes, J., Barraclough, B., Hamblin, L. & White, J.E. (1983). Psychiatric symptoms in dermatology patients. *British Journal of Psychiatry, 143,* 51-54.

Hünecke, P. & Krüger, C. (1996). „Warum kratzt sich mein Kind?“ – Ursachenverständnis von Müttern und dessen Konsequenzen. *Zeitschrift für Haut- und Geschlechtskrankheiten, 71,* 31-39.

Hünecke, P. (1993). Entstellungsgefühle und strukturiertes Video-Feedback – Orientierende Befunde und Überlegungen für einen neuen psychotherapeutischen Ansatz. In: Gieler, U., Stangier, U., Brähler, E. (Hrsg.), *Hauterkrankungen in psychologischer Sicht.* Jahrbuch der medizinischen Psychologie (Bd. 9) (S. 81-92). Göttingen: Hogrefe.

Jordan, J.M. & Whitlock, F.A. (1972). Emotions and the skin: The conditioning of scratch responses in case of atopic dermatitis. *British Journal of Dermatology, 86,* 574-585.

Schmid-Ott, G., Jaeger, B., Adamek, C., Koch, H., Lamprecht, F., Kapp, A. & Werfel, T.

(2001). Levels of circulating CD8(+) T lymphocytes, natural killer cells, and eosinophils increase upon acute psychosocial stress in patients with atopic dermatitis. *Journal of Allergy and Clinical Immunology, 107,* 171-177.

Kaluza, G. & Basler, H.D. (1991). *Gelassen und sicher im Streß.* Ein Trainingsprogramm zur Verbesserung des Umgangs mit alltäglichen Belastungen. Berlin: Springer.

Köhler, T. (1995). *Psychosomatische Krankheiten.* Kohlhammer, Stuttgart (3. Auflage).

Langfeldt, H.P. (1995). Sind Mütter von Kindern mit Neurodermitis psychisch auffällig? *Hautarzt, 46,* 615-619.

Lazarus, R.S. & Folkman, S. (1984). *Stress appraisal and coping.* New York: McGraw-Hill

McKay, D. (1999). Two-Year Follow-Up of Behavioral Treatment and Maintenance for Body Dysmorphic Disorder. *Behavior Modification, 23,* 620-629.

McKay, D., Todaro, J., Neziroglu, F., Campisi, T., Moritz, E.K. & Yaryura-Tobias, J.S. (1997). Body dysmorphic disorder: a preliminary evaluation of treatment and maintenance using exposure with repsonse prevention. *Behaviour Research and Therapy, 35,* 67-70.

Münzel, K. (1999). Psychosoziale Belastung als Einflußfaktor bei der atopischen Dermatitis. In F. Petermann & P. Warschburger (Hrsg.), *Neurodermitis* (S. 141-155). Göttingen: Hogrefe.

Muthny, F. A. (1989). *Freiburger Fragebogen zur Krankheitsverarbeitung (FKV).* Weinheim: Beltz.

Newell, R. & Marks, I. (2000). Phobic nature of social difficulty in facially disfigured people. *British Journal of Psychiatry, 176,* 177-181.

Newell, R. & Shrubb, S. (1994). Attitude change and behaviour therapy in body dysmorphic disorder: two case reports. *Behavioural and Cognitive Psychotherapy, 22,* 163-199.

Neziroglu, F.A. & Yaryura-Tobias, J.A. (1993). Body dysmorphic disorder: Phenomenology and case descriptions. *Behavioral Psychotherapy, 21,* 27-36.

Niebel, G. (1995). *Verhaltensmedizin der chronischen Hautkrankheit.* Bern: Huber.

Niemeier, V.L., Kupfer, J., Köhnlein, B., Brosig, B. & Gieler, U. (1999). Psychoneuro-immunological aspects of atopic eczema – a meta-analytic overview. *Dermatology and Psychosomatics, 1* (suppl. 1), 34.

Öst, L.G. (1987). Applied relaxation: description of a coping technique and review of controlled studies. *Behaviour Research and Therapy, 25,* 397-410.

Philips, K.A., McElroy, S.L., Keck, P.E., Pope, H.G. & Hudson, J.I. (1993). Body Dysmorphic Disorder: 30 Cases of Imagined Ugliness. *American Jounal of Psychiatry, 150,* 302-308.

Phillips, K.A. (1996). *The broken mirror.* New York, N.Y.: Oxford University Press.

Phillips, K.A. & McElroy, S.L. (1993). Insight, overvalued ideation, and delusional thinking in body dysmorphic disorder: Theoretical and treatment implications. *Journal of Nervous and Mental Diseases, 181,* 699-702

Phillips, K.A. (1999). Body dysmorphic disorder and depression: theoretical considerations and treatment strategies. *Psychiatry Quarterly, 70,* 313-331.

Phillips, K.A., Dwight, M.M. & McElroy, S.L. (1998). Efficacy and safety of Fluvoxamine in body dysmorphic disorder. *Journal of Clinical Psychiatry, 59,* 165-171.

Phillips, K.A., Hollander, E., Rasmussen, S.A., Aronowitz, B.R., DeCaria, C. & Goodman, W.K. (1997). A severity rating scale for body dysmorphic disorder: development, reliability, and validity of a modified version of the Yale-Brown Obsessive Compulsive Scale. *Psychopharmacology Bulletin, 33,* 17-22.

Phillips, K.A., McElroy, S.L., Hudson, J.I. & Pope, H.G. (1995). Body dysmorphic disorder: An obsessive-compulsive spectrum disorder, a form of affective spectrum disorder, or both? *Journal of Clinical Psychiatry, 56 [suppl 4],* 41-51.

Popkin, M.K., Callies, A.L., Colon, E.A. & Stiebel, V. (1990). Adjustment disorders in medically ill inpatients referred for consultation in a university hopital. *Psychosomatics, 31*, 410-414.

Prochaska, J. O., DiClemente, C. C., Norcross, J. C. (1992): In Search of How People Change. Applications to Addictive Behaviors. *American Psychologist, 47*, 1002-1114.

Rief, W. & Hiller, W. (1998). *Somatisierungsstörung und Hypochondrie*. Fortschritte der Psychotherapie, Band 1. Hogrefe, Göttingen.

Rosen, J.C. & Ramirez, E. (1998). A comparison of eating disorders and body dysmorphic disorder on body image and psychological adjustment. *Journal of Psychosomatic Research, 44*, 441-449.

Rosen, J.C., Reiter, J. & Orosan, P. (1995). Cognitive-behavioral body image therapy for body dysmorphic disorder. *Journal of Consulting and Clinical Psychology, 64*, 263-269.

Saß, H., Wittchen, H.-U., Zaudig, M., Houben, I. (1998). *Diagnostisches und Statistisches Manual psychischer Störungen*. Göttingen: Hogrefe.

Scheewe, S., Warschburger, P., Clausen, K., Skusa-Freeman, B. & Petermann, F. (1997). *Neurodermitis-Verhaltenstrainings für Kinder, Jugendliche und Eltern*. München: MMV-Quintessenz.

Schmid-Ott, G. (1999) Stigmatisierung von Hautkranken. In F. Petermann & P. Warschburger (Hrsg.), *Neurodermitis* (S. 157-174). Göttingen: Hogrefe.

Schmid-Ott, G., Jacobs, R., Jaeger, B. et al. (1998). Stress-induced endocrine and immunological changes in psoriasis patients and healthy controls: An explorative study. *Psychotherapy and Psychosomatics, 67*, 37-42

Schmidt-Traub, S. & Bamler, K.-J. (1997). The psychoimmunological association of panic disorder and allergic reaction. *British Journal of Clinical Psychology, 36*, 51-62.

Singh, L.K., Pang, X., Alexacos, N., Letourneau, R. & Theoharides, T.C. (1999). Acute immobilization stress triggers skin mast cell degranulation via corticotropin releasing hormone, neurotensin, and substance P: A link to neurogenic skin disorders. *Brain, Behaviour and Immunity, 13*, 225-39.

Stangier, U., Heidenreich, T., Berardi, A., Golbs, U., Hoyer, J. (1999). Die Erfassung sozialer Phobie durch die Social Interaction Anxiety Scale (SIAS) und die Social Phobia Scale (SPS). *Zeitschrift für Klinische Psychologie, 28*, 28-36.

Stangier, U. & Ehlers, A. (2000). Stress and anxiety in dermatological disorders. In D.I. Mostofsky & D.H. Barlow (Eds.), *The management of stress and anxiety in medical disorders* (S. 304-333). Needham Heights, MA: Allyn & Bacon.

Stangier, U. & Gieler, U. (1997). Somatoforme Störungen in der Dermatologie. *Psychotherapie in Psychiatrie, Psychotherapeutischer Medizin und Klinischer Psychologie, 2*, 91-101.

Stangier, U. (1995). Feldstudien zur belastungsbedingte Reaktivität von Hautkrankheiten: Eine methodenkritische Übersicht. *Verhaltensmodifikation & Verhaltensmedizin, 16*, 353-371.

Stangier, U., Ehlers, A. & Gieler, U. (1996). *Fragebogen zur Bewältigung von Hautkrankheiten (FBH)*. Göttingen: Hogrefe.

Stangier, U., Gieler, U. & Ehlers, A. (1996). *Neurodermitis bewältigen*. Verhaltenstherapie, dermatologische Schulung, Autogenes Training. Berlin: Springer.

Stangier, U., Hungerbühler, R., Meyer, A. & Wolter, M. (2000). Diagnostische Erfassung der Körperdysmorphen Störung: Eine Pilotstudie. *Nervenarzt, 71*, 876-84.

Stangier, U., Schuster, P., Ehlers, A. (1996). Tagebücher in der psychologischen Therapie von Hauterkrankungen. In: G. Wilz & E. Brähler (Hrsg.) *Tagebücher in der Psychotherapie* (S. 154-175). Göttingen: Hogrefe.

Strain, J.J., Smith, G.C., Hammer, J.S. et al. (1998). Adjustment disorder: a multisite study of its utilization and interventions in the consultation-liaison psychiatry setting. *General Hospital Psychiatry, 20,* 139-149.

Updike, J. (1976). From the journal of a leper. *The New Yorker, July,* 26-33.

Veale, D., Boocock, A., Gournay, K., Dryden, et al. (1996). Body dysmorphic disorder. A survey of fifty cases. *British Journal of Psychiatry, 169,* 196-201

Veale, D., Gournay, K., Dryden, W., Boocock, A., Shah, F., Willson, R. & Walburn, J. (1996). Body dysmorphic disorder: a cognitive behavioural model and pilot randomised controlled trial. *Behaviour Research and Therapy, 34,* 717-729.

Warschburger, P. & Petermann, F. (1999). Neurodermitis – Grundlagen eines interdisziplinären Anwendungs- und Forschungsgebiets. In F. Petermann & P. Warschburger (Hrsg.), *Neurodermitis* (S. 9-35). Göttingen: Hogrefe.

Warschburger, P. (1996). *Psychologie der atopischen Dermatitis im Kindes- und Jugendalter.* München: MMV.

Wells, A. (1997). *Cognitive Therapy of Anxiety Disorders.* A Practice Manual and Conceptual Guide. New York: Wiley.

Wells, K.B., Golding, J.M. & Burnham, M.A. (1988). Psychiatric disorders in a sample of the general population with and without chronic medical conditions. *American Journal of Psychiatry, 145,* 976-981.

Welzel-Ruhrmann, C. (1995). Psychologische Diagnostik bei Hauterkrankungen. *Verhaltensmodifikation und Verhaltensmedizin, 16,* 311-335.

Wessley, S. & Lewis, G. (1989). The classification of psychiatric morbidity in attenders at the dermatology clinic. *British Journal of Psychiatry, 155,* 686-691.

Wilhelm, S. Otto, M.W., Lohr, B. & Deckersbach, T. (1999). Cognitive behavior group therapy for body dysmorphic disorder: a case series. *Behaviour Research and Therapy, 37,* 71-75.

Zachariae, R., Oster, H., Bjerring, P. & Kragballe, K. (1996). Effects of psychologic intervention on psoriasis: a preliminary report. *Journal of the American Academy of Dermatology, 34,* 1008-1015.

6 Anhang

Zielerreichungsskala					
Ziel:	stark ver-schlechtert −2	etwas ver-schlechtert −1	unverändert 0	gebessert +1	stark gebessert +2
1.					
2.					
3.					

Beispiel einer Zielerreichungsskala aus der Behandlung eines Neurodermitis-Patienten (s. Fallbeispiel in Kap. 3.3.1 u. 4.1.2):

Ziel:	stark ver-schlechtert −2	etwas ver-schlechtert −1	unverändert 0	gebessert +1	stark gebessert +2
1. Abbau von Kratzen:	mehr als 8mal tägl. pro Woche	mehr als 6mal tägl. pro Woche	4-6mal tägl. pro Woche	weniger als 4mal tägl. pro Woche	weniger als 1mal tägl. pro Woche
2. adäquater Ausdruck von Ärger	aus Ärger die Haut blutig aufkratzen	Ärger an „falschen Personen" auslassen	schweigen, Ärger in sich „reinfressen"	Kollegen Ärger über Mißstände mitteilen	Mutter Ärger über Einmi-schung mitteilen
3. Reduktion des Cortison-Verbrauchs	Cortison-Tabletten einnehmen	mind. 1×/ Tag. Cortison-Creme anwenden über eine Woche	tägl. bis alle 2 Tage Cortison-Creme anwenden über eine Woche	max. 2×/Wo Cortison-Creme anwenden	kein Cortison mehr anwenden über eine Woche

93

Standardisiertes Selbstbeobachtungs-Protokoll von Juckreiz/Kratzen bei Neurodermitis und allgemeine Version (für alle Hautkrankheiten)

Name:		Tag:		
Uhrzeit	Kratzen Stärke 0–10	Juckreiz Stärke 0–10	Vorausgehende Situation	Reaktion

Name:		Tag:	
Uhrzeit	Hautsymptome Stärke 0–10	Vorausgehende Situation	Reaktion

Strukturiertes Interview-Modul für Körperdysmorphe Störung (BDDDM)*		
Markiere für jede Frage die Zahl, auf die die Antwort der Patientin/des Patienten am besten zutrifft, **bezogen auf die letzte Woche.** 1 = nicht zutreffend 2 = unterschwellig zutreffend 3 = vorhanden oder zutreffend		
1. Sind Sie jemals über Ihr Aussehen sehr besorgt gewesen? **Wenn ja:** Worin bestand Ihre Sorge? Wie ist das Aussehen Ihres Gesichts, Haut, Haar, Nase, oder der Figur/Größe/anderer Aspekte Ihrer Körperteile? Denken Sie, Ihr ... (Körperteil) sei besonders unattraktiv? Was genau stört Sie denn daran? Haben Sie sich sehr damit beschäftigt? War es schwer, nicht mehr darüber nachzudenken? Wünschten Sie sich, daß es Ihnen weniger Sorge bereiten würde? (Haben Ihnen andere gesagt, daß Sie sich über Ihr/e ... mehr Sorgen machen als Sie sollten?)	A. Beschäftigung mit einem eingebildeten Defekt im Erscheinungsbild. Wenn eine leichte körperliche Anomalie besteht, ist die Beschäftigung der Person ausgesprochen übertrieben. **Beachte: Gib einige Beispiele, auch wenn der Patient diese Fragen mit nein beantwortet.** Beispiele: Hautprobleme (z.B. Akne, Narben, Falten, Blässe), Haarprobleme (z.B. Haarausfall) oder die Form oder die Größe der Nase, Wangenknochen, Lippen etc. Man sollte auch empfundene „Defekte" der Hände, Genitalien oder jedes anderen Körperteils berücksichtigen. **Beachte: Liste alle Körperteile auf, die Sorgen bereiten.**	? 1 2 3 Gehe zur nächsten Frage.

---

* Stangier, U., Hungerbühler, R. & Meyer, A. (1996). Deutsche Übersetzung des Body Dysmorphic Disorder Diagnostic Module (BDDDM) von K.A. Phillips (Belmont, MA: McLean Hospital, 1995).

2. Welche Auswirkungen hatte die Beschäftigung mit dem Aussehen Ihrer ... auf Ihr Leben? Hat sie große Belastungen verursacht? Hatte das auch Auswirkungen auf Ihre Familie oder Freunde?	B. Die Beschäftigung verursacht klinisch relevanten Belastungen **oder** Beeinträchtigungen in sozialen, beruflichen oder anderen wichtigen Tätigkeitsbereichen. **Beachte: Wenn ein leichter physischer Defekt vorhanden ist: ist die Sorge deutlich übertrieben?**	? 1 2 3 Gehe zur nächsten Frage.
3. Waren oder sind Sie schon einmal magersüchtig gewesen? (Wenn die Sorge sekundär zu Anorexia nervosa ist, kodiere „1".)	C. Die Beschäftigung kann nicht besser mit einer anderen psychischen Störung erklärt werden (z.B. Unzufriedenheit mit der Körperfigur und Größe bei Anorexia nervosa).	? 1 2 3 Gehe zur nächsten Frage.

Wenn A-C mit 3 kodiert ⇒ Körperdysmorphe Störung

BDDDM-Zusatzfragen zum Verlauf

4. Wann machten Sie sich zuletzt so viele Gedanken um Ihr Aussehen?	Anzahl der Monate vor dem Interview, wann zuletzt Symptome einer Körperdysmorphen Störung auftraten.	_____ Monate
5. **Bezogen auf die letzten fünf Jahre:** Wie sehr wirkte sich diese Beschäftigung mit dem Aussehen ihrer ... auf Ihr Leben aus? Gab es Zeiten, an die Sie sich erinnern, in denen Sie frei von Beschwerden waren?	Ca. 100% der Zeit während der vergangenen fünf Jahre waren Symptome einer Körperdysmorphen Störung vorhanden.	( ) selten (ca. 5-15%) ( ) weniger als die Hälfte (ca. 15-30%) ( ) ungefähr die Hälfte ( ) mehr als die Hälfte (70-80%) ( ) fast die ganze Zeit (90-100%) ( ) unbekannt
6. Wie alt waren Sie, als sich die Sorgen um Ihr Aussehen zum ersten Mal so auf Ihr Leben auswirkten? Und wie alt waren Sie, als es Sie zum ersten Mal störte?	Alter bei Beginn der Körperdysmorphen Störung	_____ Jahre

BDD-YBOCS – Fremdbeurteilung der Körperdysmorphen Störung*

Markiere für jede Frage die Zahl, auf die die Antwort der Patientin/des Patienten am besten zutrifft, **bezogen auf die letzte Woche.**

1. <u>Zeit</u>, die von Gedanken über den **körperlichen Mangel beansprucht wird** Wie lange sind Sie täglich mit den **Gedanken** (<u>ohne</u> damit einhergehende Handlungen) über einen Man-gel in Ihrer äußeren Erscheinung (wie Ihr Gesicht, Nase, Haare, Haut, Brüste, Genitalien, Hände?) beschäftigt?	0 = **Gar nicht** 1 = **Etwas** (weniger als 1 Std./Tag) 2 = **Mittel** (1-3 Std./Tag) 3 = **Stark** (mehr als 3h, bis zu 8 Std./ Tag) 4 = **Sehr stark** (mehr als 8 Std./Tag)
2. <u>Beeinträchtigung</u>, die auf **Gedanken über den körperlichen Mangel zurückzuführen sind** Wie sehr stören Ihre Gedanken über das Aussehen Ihrer....... Ihre sozialen oder beruflichen Aktivitäten? Gibt es etwas, das Sie deswegen nicht tun können?	0 = **Gar nicht** 1 = **Etwas**, leichte Beeinträchtigung sozialen oder beruflichen Aktivitäten, aber insgesamt keine Beeinträchtigung der Leistungsfähigkeit. 2 = **Mittel**, klare Beeinflussung sozialer oder beruflicher Aktivitäten, aber noch zu bewältigen. 3 = **Stark**, verursacht wesentliche Beeinträchtigung in sozialen oder beruflichen Aktivitäten. 4 = **Sehr stark**, unfähig.
3. <u>Belastungen</u>, die mit den **Gedanken über den körperlichen Mangel verbunden sind** Wie stark belasten Sie diese **Gedanken** über den körperlichen Mangel? (Beurteile „störende" Gefühle oder Angst, die durch diese Gedanken ausgelöst wird, <u>nicht</u> generelle Angst, oder Angst, die mit anderen Symptomen assoziiert wird)	0 = **Gar nicht** 1 = **Etwas**, und nicht zu störend. 2 = **Mittel**, Störung, aber noch handhabbar. 3 = **Stark**, und sehr störend. 4 = **Sehr stark**, und lähmende Sorgen.

---

* Stangier, Hungerbühler, Meyer & Wolter, 2000; Abdruck mit freundlicher Genehmigung des Springer-Verlages, Heidelberg

97

4. <u>Widerstand</u> gegen Gedanken über den körperlichen Mangel Wie sehr bemühen Sie sich, den **Gedanken** zu widerstehen? Wie oft versuchen Sie, diese Gedanken zu ignorieren oder Ihre Aufmerksamkeit davon abzuwenden, sobald Sie auftreten? (Beurteile den Versuch des Widerstands, **nicht** den Erfolg oder Mißerfolg der aktuellen Gedankenkontrolle. Wie sehr der Patient den Gedanken widersteht, kann oder kann nicht mit ihrer/ seiner Fähigkeit korrelieren, sie zu kontrollieren.)	0 = Versucht, **immer** zu widerstehen, oder die Symptome sind so minimal, daß er ihnen nicht aktiv widerstehen muß. 1 = Versucht, **meistens** zu widerstehen. 2 = Macht **einige** Versuche zu widerstehen. 3 = Läßt alle Gedanken zu ohne zu versuchen, sie zu kontrollieren, oder läßt sie **widerstrebend** zu. 4 = Völliges und willentliches Zulassen **aller** Gedanken.
5. <u>Ausmaß der Kontrolle</u> über Gedanken über den körperlichen Mangel Wie gut können Sie Ihre **Gedanken** über den körperlichen Mangel kontrollieren? Wie gut können Sie Ihre Gedanken unterbrechen oder ablenken?	0 = **Vollständige** Kontrolle oder kein Bedarf an Kontrolle, weil die Gedanken so minimal sind. 1 = **Viel** Kontrolle, gewöhnlich fähig, diese Gedanken zu unterbrechen oder sich mit einiger Anstrengung und Konzentration abzulenken. 2 = **Mäßige** Kontrolle, manchmal fähig, diese Gedanken zu unterbrechen oder sich abzulenken. 3 = **Wenig** Kontrolle, Unterbrechen der Gedanken kaum möglich, kann die Aufmerksamkeit nur mit Schwierigkeit ablenken. 4 = **Keine** Kontrolle, erlebt die Gedanken als völlig ungewollt; kaum fähig, das Denken auch nur kurz abzulenken.

6. Verwendete Zeit für Handlungen bezogen auf den körperlichen Mangel

Eben habe ich Ihnen einige Fragen dazu gestellt, was für Gedanken sie sich machen, im folgenden geht es nun um **Handlungen.**

Wieviel Zeit verbringen Sie mit **Handlungen**, die Sie im Zusammenhang mit der Sorge um das Aussehens Ihrer...... ausführen.

Lies die Verhaltensliste (s. nächste Seite) vor, um zu entscheiden, womit sich der Patient/die Patientin beschäftigt.

Markiere alle Handlungen, die zutreffen:
____ Sich vor dem Spiegel überprüfen
____ Kleidung ändern
____ Körperpflege
____ Schminke auftragen
____ Abdecken mit Kleidung/ anderer Bedeckung (schätze die Zeit ein, die zur Auswahl/ Wechseln der Kleidung benötigt, nicht mit dem Tragen der Kleidung verbracht wird)
____ das Aussehen anderer Leute genau prüfen (vergleichen)
____ andere zu ihrem Aussehen befragen, sich mit ihnen über ihr Aussehen unterhalten
____ an der Haut kratzen
____ Besuch plastischer Chirurgen/ Dermatologen/andere Behandlungen:

_____

andere Handlungen

_____

0 = **Gar nicht**
1 = **Etwas** (weniger als 1 Std./Tag)
2 = **Mittel** (1-3 Std./Tag)
3 = **Stark** (verbringt mehr als 3h und bis zu 8 Std./Tag)
4 = **Sehr stark** (verbringt mehr als 8 Std./Tag mit diesen Aktivitäten)

7. Soziale/berufliche Beeinträchtigung durch Handlungen aufgrund des körperlichen Mangels Wie sehr beeinflussen die oben genannten **Handlungen** Ihre sozialen oder beruflichen Aktivitäten? Gibt es etwas, das Sie deswegen nicht tun können?	0 = **Gar nicht** 1 = **Etwas:** leichte Beeinflussung sozialer oder beruflicher Aktivitäten, aber insgesamt sind die Aktivitäten nicht beeinträchtigt. 2 = **Mäßig:** eindeutige Beeinflussung sozialer oder beruflicher Aktivitäten, aber noch zu bewältigen. 3 = **Schwer:** bedingt eine erhebliche Beeinträchtigung sozialer oder beruflicher Aktivitäten. 4 = **Extrem:** unfähig zu sozialen oder beruflichen Aktivitäten.
8. Mit den Handlungen verbundene <u>Belastungen</u> Wie würden Sie sich fühlen, wenn Sie am Ausführen dieser **Handlungen** gehindert würden? (Pause) Wieviel Angst würde Ihnen das bereiten? Wieviel Angst empfinden Sie, während Sie diese Handlungen durchführen, bis Sie damit fertig sind?	0 = **Gar nicht** 1 = **Leicht:** nur geringfügig, wenn Handlungen verhindert werden, oder nur geringfügige Angst während der Durchführung. 2 = **Mäßig:** berichtet, daß sich die Ängstlichkeit aufbaut, aber zu bewältigen ist, wenn die Handlungen verhindert werden; oder daß die Angst zunimmt, aber während der Durchführung noch zu bewältigen ist. 3 = **Schwer:** auffällige und sehr störende Angst, wenn die Handlungen verhindert werden, oder auffällige und sehr störende Angst während der Durchführung. 4 = **Extrem:** nicht mehr zu bewältigende Angst bei jeder Intervention, die auf eine Veränderung der Handlung zielt, oder nicht mehr zu bewältigende Angst entsteht während der Durchführung der Handlung.

9. **Widerstand** gegen Zwangs-handlungen Wie sehr bemühen Sie sich, diesen **Handlungen** zu widerstehen, sie nicht durchzuführen? (Beurteile den Versuch des Widerstands, nicht den Erfolg oder Mißerfolg der aktuellen Handlungskontrolle. Wie sehr der Patient den Handlungen widersteht; kann oder kann nicht mit ihrer/seiner tatsächlichen Fähigkeit übereinstimmen, sie zu kontrollieren.)	0 = Versucht, **immer** zu widerstehen; oder die Symptome sind so minimal, daß er ihnen nicht aktiv widerstehen muß. 1 = Versucht, **meistens** zu widerstehen. 2 = Macht **einige** Versuche zu widerstehen. 3 = Läßt alle Handlungen zu ohne zu versuchen, sie zu kontrollieren, oder läßt sie **widerstrebend** zu. 4 = Völliges, willentliches Zulassen **aller** Handlungen.
10. **Ausmaß der Kontrolle** über **Zwangshandlungen** Wie stark ist der Drang, diese Handlungen auszuführen? (Pause) Wieviel Kontrolle haben Sie über die Handlungen?	0 = **Völlige** Kontrolle; oder die Kontrolle ist unnötig, weil die Symptome schwach sind. 1 = **Viel** Kontrolle: erlebt den Druck, die Handlungen durchzuführen, ist aber gewöhnlich in der Lage, willentliche Kontrolle darüber auszuüben. 2 = **Mäßige** Kontrolle: starker Druck, die Handlungen durchzuführen, nur mit Schwierigkeiten kontrollierbar. 3 = **Wenig** Kontrolle: sehr starker Druck, die Handlungen auszuüben, muß bis zum Abschluß ausgeführt werden, kann sie nur mit Schwierigkeiten aufschieben. 4 = **Keine** Kontrolle: der Druck, das Verhalten auszuführen, wird als völlig unwillentlich und überwältigend erlebt; ist kaum in der Lage, die Handlung auch nur für einen Moment aufzuschieben.

101

Vorläufige Items:
Markiere die Nummer, auf die die Antwort der Patientin/des Patienten am besten zutrifft, **bezogen auf die letzte Woche.**

11. <u>Einsicht</u>	0 = **Ausgezeichnet**, vollkommen rational.
Ist es möglich, daß Ihr Mangel weniger bemerkbar oder weniger auffällig sein könnte, als Sie denken? Wie überzeugt sind Sie davon, daß Ihr/e (Körperteil) so häßlich ist, wie Sie denken? Kann irgend jemand Sie davon überzeugen, daß es nicht so schlecht aussieht?	1 = **Gute** Einsicht. Gesteht leicht Absurdität oder Übertriebenheit der Gedanken ein, aber scheint nicht völlig davon überzeugt, daß kein Anlaß besteht, über den man sich Sorgen machen muß. 2 = **Mäßige** Einsicht. Gibt widerstrebend zu, daß Gedanken oder Verhalten absurd oder übertrieben sind, aber schwankt. 3 = **Wenig** Einsicht. Behauptet, daß Gedanken nicht unvernünftig oder übertrieben sind. 4 = **Fehlende** Einsicht, wahnhaft. Definitiv überzeugt, daß die Sicht des Mangels realistisch ist; reagiert nicht auf gegenteilige Beweise.
12. **Vermeidung** Haben Sie wegen Ihrer Gedanken oder Handlungen, die sich auf Ihren körperlichen Mangel beziehen, jemals irgend etwas vermieden, an irgendeinen Platz zu gehen, oder mit jemandem zusammen zu sein? (**Wenn ja,** frage: Wieviel vermeiden Sie? Beurteile das Ausmaß, in dem der Patient/die Patientin absichtlich versucht, Dinge zu vermeiden.)	0 = **Keine** absichtliche Vermeidung. 1 = **Leicht**, minimale Vermeidung. 2 = **Mäßig**, Vermeidung eindeutig vorhanden. 3 = **Schwer**, viel Vermeidungsverhalten; auffallende Vermeidung. 4 = **Extrem**, sehr exzessive Vermeidung; Patient/Patientin vermeidet meistens alle Aktivitäten.

Ausmaß der Beeinträchtigung des Aussehens durch die Beschwerden (0-10)
Selbsteinschätzung des Patienten (laut Exploration): _____
Vermutete Fremdeinschätzung des Patienten (laut Exploration): _____
Fremdeinschätzung durch Therapeuten: _____

Aktueller Hautzustand
(vom Patienten auszufüllen)

Name: _____ Datum: _____

Ausprägung der Hautsymptome:

(bitte zutreffendes ankreuzen)

		keine	leicht	mittel	stark
bei entzündlichen Hautkrankheiten:	Rötung:	0	1	2	3
zusätzlich bei Neurodermitis:	Kratzspuren:	0	1	2	3
	Trockenheit:	0	1	2	3
zusätzlich bei Psoriasis:	Schuppenbildung:	0	1	2	3

Stärke des Juckreizes in den letzten zwei Wochen?

(bitte zutreffendes ankreuzen)

0	1	2	3	4	5	6	7	8	9	10

kein   leicht   stark   unerträglich

Stärke des Kratzens in den letzten zwei Wochen?

0	1	2	3	4	5	6	7	8	9	10

kein   leicht   stark   sehr stark

Berechnung des Schweregrades
(vom Therapeuten auszufüllen)

1. Ausdehnung der Symptome (in Prozent):

Anzahl der Kästchen in Körperschema: _____ : 1044 = _____ (Umrechnung in Prozent:) $\times$ 100 = ☐ %

2. Ausprägung der Hautsymptome (Rötung, etc.) (in Prozent):

Durchschnitt: Summe _____ : Anzahl _____ = _____ (Umrechnung in Prozent:) $\times$ 33 = ☐ %

Schweregrad: $\dfrac{☐ \% \text{ Ausdehnung (1.)}}{2} + \dfrac{☐ \% \text{ Ausprägung (2.)}}{2} = ☐ \%$

103

Multifaktorielles Erklärungsmodell der Neurodermitis

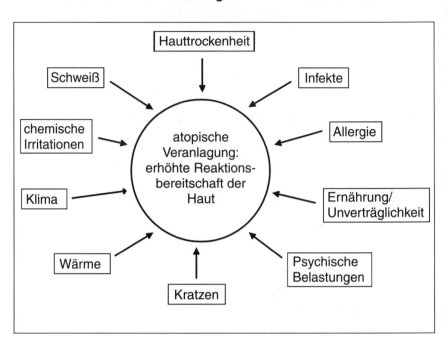

Erklärungsmodell der Körperdysmorphen Störung

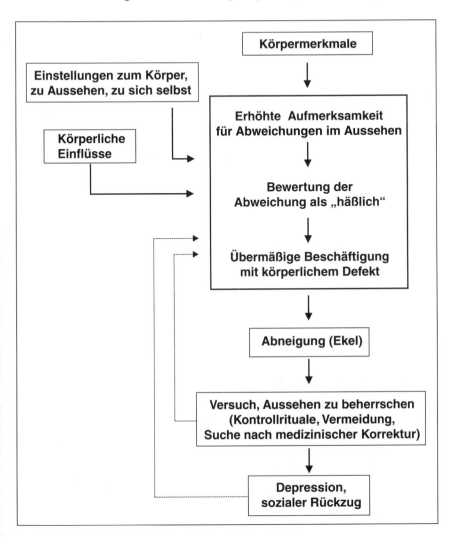

Bestellung des Marburger Hautfragebogens (MHF)

Der *Marburger Hautfragebogen (MHF)* dient der Erfassung spezifischer Dimensionen der Bewältigung von chronischen Hauterkrankungen. Er enthält sechs Skalen (Soziale Ängste/Vermeidung; Juckreiz-Kratz-Zirkel; Hilflosigkeit; Ängstlich-depressive Stimmung; Einschränkung der Lebensqualität, Informationssuche) mit insgesamt 51 Items in Form von Aussagen, die auf fünfstufigen Ratingskalen hinsichtlich des Zutreffens der Aussage eingeschätzt werden.

Der *MHF* ist neben dem *Marburger-Neurodermitis-Fragebogen (MNF)*, dem *Juckreiz-Kognitionsfragebogen (JKF)* und dem *Fragebogen für Eltern von Kindern mit Neurodermitis (FEN)* ein Bestandteil der *Fragebogen zur Bewältigung von Hautkrankheiten (FBH)* von U. Stangier, A. Ehlers und U. Gieler (1996).

✂ — ✂

Bestellcoupon bitte kopieren und faxen an:

Testzentrale Göttingen
Robert-Bosch-Breite 25

D – 37079 Göttingen

Tel.: (0551) 5 06 88-0/-14/-15
Fax: (0551) 5 06 88-24
E-mail: testzentrale@hogrefe.de

Hiermit bestelle ich verbindlich

___ Expl.	FBH komplett (bestehend aus Handanweisung, 5 Fragebogen MHF, 5 Fragebogen MNF, 5 Fragebogen FEN und 5 Fragebogen JKF)	€ 52,-
___ Expl.	Handanweisung	€ 46,-
___ Expl.	20 Fragebogen MHF	€ 11,-
___ Expl.	20 Fragebogen MNF	€ 11,-
___ Expl.	20 Fragebogen FEN	€ 11,-
___ Expl.	20 Fragebogen JKF	€ 6,-

_____   _____
Datum   Unterschrift

Meine Adresse:

_____

_____

_____

_____

106

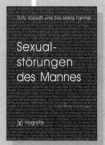
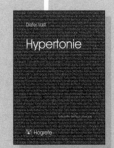
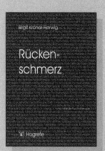
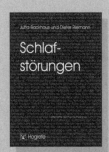
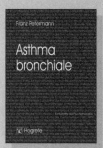
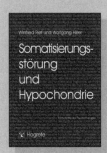

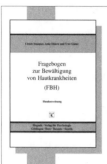
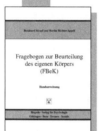
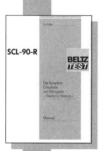
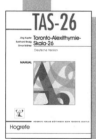

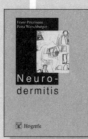
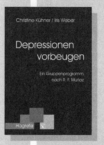
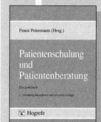
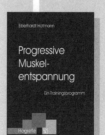